Krebs besiegen ohne Nebenwirkungen

Krebs besiegen ohne Nebenwirkungen

FVB

Krebs besiegen ohne Nebenwirkungen
Autoren: Dr. Monika Berthold / Elisabeth Buchner

1. Auflage März 2012

Umschlagsgestaltung & Satz: Eva Dorsch
Druck: Verlag & Druckerei Steinmeier, Deiningen
ISBN: 978-3-934246-05-8

Danksagungen

Frau Dr. Berthold sagt ein Dankeschön an Dr. Juri Hodisch für seine wertvollen Tipps und seine Hilfe und vor allem an Dr. Gerhard Millauer für seine engagierte und unentgeltliche rechtliche Beratung nicht zuletzt im Andenken an seinen an Krebs verstorbenen Freund.

Ein extra Dank an unsere Layout-Expertin Eva Dorsch, die sich durch die unzähligen Änderungsvorschläge nicht aus der Ruhe bringen ließ; an Korrekturleser Susanne Bekaan, Eva Kienreich, Jutta Krönert, Vera Kwapil, Susanne Lebert und unser komplettes Mitarbeiterteam.

Widmung

Dieses Buch ist allen Menschen gewidmet, die in großer Furcht vor Krebs leben.

Es soll in erster Linie Werkzeug der Hoffnung sein.

Gleichzeitig soll es uns die Augen für die wundersame Wirkung von Pflanzen öffnen. Wenn wir zurückfinden in ein versöhntes Leben mit uns selbst, mit unseren Mitmenschen, mit Natur und Schöpfer, dann besteht Hoffnung auf ganzheitliche Heilung.

Ohne die mutige und mühsame Forschungsarbeit von Dr. Wassil Nowicky gäbe es dieses Buch nicht. Seine unermüdliche, wissenschaftliche Arbeit ist nicht hoch genug zu würdigen! Er hat der modernen Medizin ein Werkzeug gegen Krebs in die Hand gegeben, das in seiner revolutionären Bedeutung im deutschsprachigen Raum noch entdeckt werden muss. Weltweit hat es längst seinen Siegeszug angetreten...

Inhaltsverzeichnis

Teil B

Einleitung

Dieses Buch ist kein Aufruf, bei einer Krebsdiagnose den Arzt zu meiden. Aber wir wünschen uns, dass diese Informationen genauso ernst genommen werden wie andere Quellen der Naturheilkunde oder wie die schulmedizinischen Erkenntnisse – zumindest sofern diese nicht von politischen oder wirtschaftlichen Interessen manipuliert sind.

Bei einer Erkrankung wie Krebs geht es um das eigene Leben und Überleben. Deswegen sollte man dementsprechend eigenverantwortlich damit umgehen. Die Vorgehensweise, die Verantwortung vollkommen auf eine einzige Fachkraft zu übertragen, ist zu hinterfragen. Letztendlich ist es immer unsere eigene Entscheidung, welchen Behandlungsweg (und das damit verbundene Risiko) wir wählen.

In diesem Buch geht es nicht darum, ein einziges Medikament oder seine Wirkstoffe zu vermarkten. Daher ist das Buch von mehreren Autoren zusammengetragen worden. Um eine einseitige Verglorifizierung zu vermeiden, haben wir in einem zweiten Teil weitere Hilfen der Naturheilkunde aufgeführt und vorgestellt. Diese können als Teile einer individuell gestalteten Strategie für eine behutsame Krebsprophylaxe und Krebstherapie dienen. Die hier vorgestellten Wirkstoffe und Möglichkeiten werden in Zukunft sicherlich durch weitere Erfahrungen und Möglichkeiten zu ergänzen sein. Wir reihen uns dabei in eine bereits begonnene Diskussion ein. Dankenswerterweise gibt es schon lange intensive Bemühungen um nebenwirkungsarme oder alternative Krebstherapien.

Teil A

Vorwort

Es war der 13. Januar 1964, als Wassil Nowicky, Dipl. Ing. für Nachrichtentechnik in Lemberg (Ukraine) erfuhr, dass sein Bruder Wolodymyr an Prostatakrebs mit Metastasen erkrankt war. Es war eine für die gesamte Familie erschütternde Nachricht. Doch es wurde gleichzeitig der Beginn einer unglaublichen Erfolgsgeschichte: Die Entdeckung eines Krebsmittels aus der Natur.

Der damals 26-jährige Nowicky erinnerte sich einer Pflanze, deren Wirksamkeit er schon als Kind in seiner ukrainischen Heimat kennengelernt hatte: das Schöllkraut. Dessen gelbe Milch brachte Warzen zum Verschwinden. Wassil hatte auch noch Erzählungen der Kräutersammlerinnen in seinem Geburtsort im Ohr, die davon berichteten, dass durch wiederholtes Bestreichen mit Schöllkrautmilch Hautkrebs geheilt werden konnte.

Nowicky wusste auch, dass sich ein junger Assistenzarzt Anatoli Iwanowitsch Potopalsky mit diesem Schöllkraut beschäftigte. Bei einem Treffen erklärte ihm der Jungmediziner seinen so einfachen wie genialen Forschungsansatz. Warzen sind nichts anderes als gutartige Tumore. Wenn also die Milch des Schöllkrauts bei diesen Gewebewucherungen so wirksam ist, warum nicht auch bei bösartigen Tumoren? Potopalsky hatte zu dieser Zeit schon einen Extrakt aus dem Schöllkraut hergestellt, der als Injektionsflüssigkeit zu verwenden war. Nach langen Diskussionen war er schließlich bereit, Nowicky die begehrte Flüssigkeit zu überlassen.

Es blieb nur noch die Frage, wie er das Präparat seinem Bruder zukommen lassen könnte, der sich bereits im Krankenhaus befand. Da klar war, dass sich keiner der behandelnden Ärzte bereit erklären würde, den grünen, völlig unbekannten Extrakt einem Krebspatienten zu verabreichen, übte Nowicky das Verabreichen von Spritzen an Äpfeln. Auf der Toilette des Spitals setzte er täglich heimlich seinem Bruder die Spritze, während ein Freund vor der Türe „Schmiere" stand.

Wolodymyr litt unter heftigen Reaktionen, fieberte bis 40 Grad, aber sein Zustand besserte sich und er konnte nach Hause entlassen werden, wo ihn Nowicky weitere zwei Monate mit Schöllkrautinjektionen behandelte. Wenige Wochen danach ergaben Untersuchungen im Krankenhaus, dass die Metastasen verschwunden waren und sich der Tumor verkleinert hatte. Wolodymyr lebte noch 40 Jahre und starb hochbetagt.

Die Heilung seines Bruders war für Wassil Nowicky der Wendepunkt in seinem Leben. Er hängte den Beruf als Nachrichtentechniker und Lehrer an den Nagel und begann, das Geheimnis von CHELIDONIUM MAJUS L., wie das Schöllkraut mit seinem botanischen Namen heißt, zu erkunden.

Trotz vieler Erfolge mit dem Schöllkraut-Produkt UKRAIN,

bleibt Dr. Nowicky realistisch: „...[UKRAIN] kann nicht allen helfen. Nicht bei allen Krebsformen greift UKRAIN in gleicher Weise gut und nicht alle Menschen sprechen auf das Präparat an." Nowicky ist kein Mann vieler Worte. Er möchte krebskranken Menschen helfen. Sämtlichen Diskussionen über die Wirksamkeit seines Krebsmittels begegnet er mit dem einfachen Satz: „Probiert es aus."

1

Krebs als Herausforderung

Täglich sterben weltweit etwa 20.000 Menschen an den Folgen einer Krebserkrankung – Tendenz steigend.

Krebserkrankungen sind aber kein neues Thema. In früherer Zeit, als es noch keine bildgebenden Untersuchungsmethoden gab, war man angewiesen auf sichtbare oder tastbare Symptome. Daher wurde eine Krebserkrankung erst dann erkannt, wenn der Tumor in seiner Entwicklung weit fortgeschritten war. Heute sind bereits kleinste Anfänge oder verdächtige Krebsvorstufen erkennbar.

Im Kampf gegen den Krebs sind Operationen, Chemo-, und Strahlentherapie die drei wichtigsten Arten der Krebsbehandlung. Jede hat aber ihre Beschränkungen und ist mit beträchtlichen Nebenwirkungen verbunden. Chirurgische Eingriffe sind die ältesten von diesen Methoden und, wenn möglich, immer noch häufig das Mittel der ersten Wahl. Leider können operative Eingriffe nur in wenigen Fällen alle Krebszellen vollständig beseitigen. Dies kann früher oder später zu Rückfällen, Metastasierung und damit zu weiteren notwendigen Behandlungen führen. Um diese Rückfälle zu vermeiden, wurden die Strahlen- und Chemotherapien entwickelt.

Beide Behandlungsarten unterscheiden aber nicht zwischen gesundem oder krankem Gewebe. Das bedeutet, dass auch nicht betroffene Zellen den Strahlen oder den zerstörerischen Giften ausgesetzt sind. Zunächst bremst eine Strahlentherapie durch die radioaktive Strahlung das Tumorwachstum. Leider hält diese Wirkung (wenn überhaupt) nur kurzfristig an. Längerfristig begünstigen Bestrahlungen eine Tumorentstehung und können das Erbgut verändern. Daher kann es hier nicht nur zu verschiedenen Erstreaktionen oder Nebenwirkungen kommen, sondern es sind auch Spätfolgen möglich. Diese Therapieform ist von der Hoffnung getragen, das zerstörerische Wachstum von Tumoren wenigstens zu bremsen oder zu verzögern. Jeder „Überlebensmonat" zählt für Patienten und die Statistik.

Die Geschichte der Chemotherapie hat begonnen, als Ärzte während des Ersten Weltkrieges feststellten, dass der Kampfstoff Senfgas eine wachstumshemmende Wirkung bei Tumoren hat. Später wurde die Substanz Mechlorethamin entwickelt, die ca. 1942 als erstes Zytostatikum in der Medizin eingesetzt wurde. Zytostatika stören die Stoffwechselvorgänge, die im Zusammenhang mit Zellwachstum oder Zellteilung stehen. Daher schädigen sie vor allem schnell wachsende Zellen wie z.B. Haarwurzelzellen, Schleimhautzellen von Mund und Magen-Darm-Trakt oder Knochenmark. Da Tumorzellen eine erhöhte Zellteilungsrate und eine eingeschränkte Reparaturkapazität haben, sind sie etwas empfindlicher gegenüber Zytostatika als gesunde Zellen. Dieser Unterschied wird in der Therapie aufgegriffen – in der Hoffnung, möglichst nur die Krebszellen mit diesen häufig hochtoxischen Substanzen zu bekämpfen. Immer dann, wenn die Giftwirkung auch gesunde Zellen beeinträchtigt, kommt es zu negativen Begleiterscheinungen. Besonders häufig sind dabei die Schleimhäute des Magen-Darmtraktes und das Blut bildende Knochenmark betroffen. Fast alle Zytostatika verursachen (in unterschiedlichem Ausmaß) Haarausfall, Übelkeit und Erbrechen und eine Verminderung der weißen und/oder roten Blutkörperchen im Blut. Darüber hinaus haben einzelne Wirkstoffgruppen der Zytostatika noch weitere Nebenwirkungen. Bis heute zählt eine Chemotherapie zu den gefürchtetsten Behandlungsmethoden der Medizin. Die Gefahr, eher an den Folgen dieser Therapieform zu sterben, als an dem Krebsleiden selbst, wird oft einkalkuliert. Eine Chemotherapie hinterlässt in vielen Fällen zerstörerische Spuren im ganzen Körper – oft auch in der Psyche. In der bekannten NCEPOD Studie[1] starben 115 von 429 palliativ therapierten Patienten (27%) an der Chemotherapie und nicht an ihrem Tumor.

Das Problem der immensen Nebenwirkungen von Chemotherapien ist bisher nicht zu lösen. Erst wenn allein die Krebszellen (selektiv) angegriffen werden, ohne die gesunden Zellen zu schädigen, wäre man im Kampf gegen Krebs einen großen Schritt weiter. Um die Nebenwirkungen der Chemotherapie zu vermindern, werden komplexe Begleitbehandlungen eingesetzt, wie z.B. Kortisonpräparate und Medikamente, die Übelkeit und Brechreiz unterdrücken sollen. Sind die Nebenwirkungen zu heftig, muss die Dosis reduziert, oder die Behandlung unterbrochen werden.

---

1 *National Confidential Enquiry into Patient Outcome and Death*, Studie 2008, UK

Man hat alle möglichen Varianten ausprobiert, um den wichtigsten Unterschied zwischen normalen und bösartigen Zellen zu finden, aber weder Nukleinsäuren noch Proteine haben zufriedenstellende Antworten geliefert. Man weiß, dass sich infolge genetischer Veränderungen (Mutationen) eine Krebszelle nach ihrem eigenen Rhythmus unkontrolliert teilt. Eine Krebszelle kann sich darüber hinaus von ihrem Ursprungsort lösen und lässt sich an anderen Stellen nieder. Dort wächst sie als Tochtertumor (Metastase) weiter.

Mit der neuen Krebsmittelgeneration, den sog. „targeted agents" (zielgerichteten Präparaten) wurde der Versuch unternommen, die Probleme der Krebstherapie mit anderen Methoden zu lösen. Man versucht, mit den speziell für eine Krebsart entwickelten Präparaten gezielt jene Enzyme oder Rezeptoren anzugreifen, welche bei dieser Krebsart stärker ausgeprägt sind. Wie unbefriedigend die heutigen Ergebnisse sind, zeigen zum Beispiel die Publikationen in dem Spiegel-Artikel vom 15. Mai 2010 (http://www.spiegel.de/spiegel/print/d-70501026.html).

Alle Bemühungen der weltweiten Krebsforschung drehen sich um die Suche nach Behandlungsmöglichkeiten, die zwischen gesunden und kranken Zellen unterscheiden können. Bisher schien das Problem in der Schulmedizin unlösbar zu sein.

Die Skepsis gegenüber herkömmlicher Krebstherapie und „Chemo" wächst

Auf der Seite der Betroffenen und auch bei verantwortungsbewussten Fachkräften wird die Skepsis gegenüber der herkömmlichen Krebstherapie immer lauter geäußert. Die Naturheilkunde versucht mit vielen Therapievorschlägen die ganzheitliche

Behandlung bei Krebs zu ergänzen (siehe Teil 2). Die Mehrzahl der Mediziner lehnt eine „Chemo" für sich selbst ab. Bei einer Befragung unter 79 Ärzten entschieden sich 58 Teilnehmer (im Falle einer eigenen Krebserkrankung) gegen eine Chemotherapie. Ihre Begründung: Sie ist zu zerstörerisch und (wenn überhaupt) zu kurz effektiv. Es muss nachdenklich stimmen, wenn selbst Onkologen bei sich selbst keine Therapie mit Zytostatika vornehmen lassen würden.

Trotzdem werden Operationen, Bestrahlung und Chemotherapie – allen Bedenken zum Trotz – als alleinige Standardtherapien für Krebserkrankungen propagiert – manchmal mit massivem psychischen Druck dem Patienten gegenüber. Prof. Dr. med. Wolf-Dieter Ludwig erklärt in einem Presse-Interview: **„Viele neue Wirkstoffe können ausschließlich das Fortschreiten der Tumorerkrankung um wenige Wochen bis Monate verzögern, das Überleben aber nicht oder nur minimal günstig beeinflussen"**. Eine Aussage, die sich mit den Untersuchungen von zwei Wiener Gesundheitsexpertinnen (Dr. Claudia Wild und Dr. Brigitte Piso) deckt. Sie stellten die Wirksamkeit neuer Krebsmedikamente deren Kosten gegenüber. So bringt der Einsatz von z.B. Erbitux® bei Darmkrebs eine durchschnittliche Lebensverlängerung von 1,2 Monaten bei 50.000 Euro Kosten pro Behandlung. Das Krebspräparat Avastin®, das bei Lungenkrebs je Behandlung 70.000 Euro bedeutet, verbucht eine durchschnittliche Lebensverlängerung von nur zwei Monaten und erhielt in Studien erschütternde Ergebnisse. Diese Studien werden Sie nicht in der Tagespresse beschrieben finden...

Lothar Hirneise ist Gründer der Organisation von „Menschen

gegen Krebs". Er hat jahrelang die Welt bereist und einschlägige Behandlungssysteme für Krebspatienten analysiert. Die Ergebnisse fasste er in dem Buch *Chemotherapie heilt Krebs und die Erde ist eine Scheibe* zusammen. Bei der Auswertung der Heilungsgeschichten von Krebskranken fiel ihm auf, dass viele der geheilten Menschen keine Therapie angewandt hatten, die in irgendeiner Art schwerwiegende Nebenwirkungen hatte. Seine besondere Skepsis galt der Chemotherapie bei Kindern. Er betont, dass jedes Kind an einer Chemotherapie sterben wird, sofern man sie lange genug verabreicht. Lothar Hirneise hat auf internationaler Ebene Ärzte interviewt und auch Menschen, die Krebs im Endstadium überlebt haben. Alle Überlebenden haben ausnahmslos verschiedene nichtkonventionelle Therapien in Anspruch genommen. Konventionell behandelnde Ärzte ordnen solche Patienten gerne in die Schublade der „Spontanremission" oder wundersamen Spontanheilung ein.

Eine Wunderheilung kann man nicht „programmieren" und daher erübrigen sich Fragen nach Zusammenhang und Ursachen dieser Patientengeschichten. Solche Fragen würden ja herausfordern, die eigenen Behandlungen zu hinterfragen, bei denen kaum solche „Spontanheilungen" geschehen.

Immer mehr Beobachter und Fachkräfte stellen die Frage, ob Patienten **trotz** Chemo- oder Strahlentherapie gesund wurden oder zumindest einige Jahre länger lebten.

Untermauert werden diese Aussagen von dem deutschen Biologen und Dozenten Dr. Ulrich Abel, der mit seiner kritischen Bestandsaufnahme der chemotherapeutischen Erfolge (*Chemotherapie fortgeschrittener Karzinome*) in der Welt der Medizin für Aufruhr sorgte. Seine Analyse der durchgeführten Zulassungsstudien fasste er mit der ernüchternden Erkenntnis zusammen: **„Bei den meisten organischen Krebserkrankungen existieren keinerlei Belege dafür, dass eine hochdosierte Chemotherapie die Lebenserwartung verlängert oder die Lebensqualität verbessert. Vieles spricht eher gegen solche Erfolge."** Dies ist eine Tatsache, die auch von anderen namhaften Onkologen zugegeben wird.

Laut einer Meldung des deutschen Zentrums der Gesundheit (www.zentrum-der-gesundheit.de vom 05.06.2008) konnte belegt werden, dass die Überlebensrate von Krebspatienten ohne Chemotherapie nach dem dritten Jahr ständig ansteigt. Sie suchten anstelle der zwingend empfohlenen Chemo alternative Therapien. Parallel dazu sinkt die längerfristige Überlebensrate der Krebskranken stetig, die sich für eine Chemo-Behandlung entschieden hatten. Bei der Bestrahlung, so heißt es weiter in dem Bericht, sieht es nicht besser aus. Die Krebspatienten, die sich dafür entschieden hatten, wiesen eine geringere Überlebensrate auf, als diejenigen, die sich keiner Bestrahlung unterzogen hatten. Als „wahrscheinlich größte Irreführung der Menschen" bezeichnet der Bericht die Vertuschung von Unterlagen, die verdeutlichen, wie viele Krebspatienten an den Folgen von Chemotherapie und Bestrahlung sterben. Die häufigste Ursache ist dabei ein Organversagen.

Forscher der Universität Texas analysierten die Ergebnisse von 15 unterschiedlichen Studien mit 6.200 Patientinnen, die an Brustkrebs (im Frühstadium) erkrankt waren. Das Ergebnis: Die Frauen, die sich einer hochdosierten Chemotherapie unterzogen, hatten zwar nicht so schnell einen Rückfall erlitten, lebten aber auch nicht länger. Sie starben an den Folgen der starken Vergiftung ihres Körpers.

Diese Ausführungen mögen genügen um deutlich zu machen, dass die heutige offizielle, schulmedizinisch anerkannte Krebsbehandlung in einer Sackgasse steckt. Wie gut, dass es bereits mehrere Alternativen gibt!

Der Kampf gegen Krebs auf mehreren Ebenen

Die Krebstherapie ist von einem mysteriösen Nebel umgeben. Es ist für alle, die im Gesundheitsbereich engagiert sind, eine interessante Erfahrung, dass speziell bei Krebs Therapeuten und Patienten in gleicher Weise mit Angst zu kämpfen haben:

- Die Patienten fürchten Tod und Schmerzen.
- Die Fachkraft fürchtet Anzeigen und Repressalien von Kollegen und Patienten (bzw. Rechtsanwälten).

Wenn man genau hinsieht, stehen sich zwei Gruppen gegenüber, die beide überleben wollen: Betroffene Patienten und ihre Therapeuten. Beide wollen möglichst gut (über)leben!

Zu dieser makabren und verhängnisvollen Situation hat die Prozessfreudigkeit von Rechtsanwälten beigetragen. Der Arzt wird verantwortlich gemacht für Tod und Leiden, sobald er die Leitlinien von Pharma & Co. links liegen lässt. Heute darf ein Arzt fast alles anbieten, solange er bestimmte, vom Arztverband abgesegnete Medikamente und Verfahren integriert. Selbst wenn ein Arzt wissenschaftliche Gegenbeweise anführt, hat er einen schweren Stand vor Gericht, wenn er wegen Unterlassung von „lebensrettenden Hilfen" wie Chemo, Strahlentherapie oder Standard-Medikamenten angeklagt wird. Daher auch die durchaus willigen Versuche mancher Ärzte, UKRAIN zusätzlich zur befohlenen Chemo dazu zu nehmen. Ein dadurch kürzerer Genesungsweg wird aber letztlich statistisch immer in erster Line den herkömmlichen Methoden (also der Chemotherapie!) zugeschrieben. Auf diese Weise haben wir eine skurrile Situation: **Ein pflanzliches Mittel, das vielleicht bei vielen Krebpatienten jede Chemo ersetzen könnte, wird so eingesetzt, dass es die schulmedizinischen Chemos erfolgreicher erscheinen lässt.**

Die meisten Ärzte klammern sich an offizielle Therapievogaben und Leitlinien, um die eigene Berufserlaubnis nicht zu gefährden. Um das eigene Gewissen und den eigenen Ruf nicht zu belasten, wird lieber zu Krebsspezialisten in Kliniken überwiesen. Naturheilkunde wird gern als beruhigendes Trostpflaster integriert. Sie dient wie eine aufmunternde Dekoration für ein trauriges Bild. Aber an einer Chemo oder Bestrahlung, an Aromatasehemmern und Hormonunterdrückung scheint angeblich selten ein Weg vorbei zu führen.

In so vielen Fällen wird dem Patienten die „Krebshölle" heiß gemacht, es wird gewarnt und gedroht, dass man in manchen Fällen sogar von Erpressung oder Nötigung sprechen müsste. Einen alternativen Weg gäbe es angeblich nicht. Sicherheitshalber wird fleißig geschnippelt: Prophylaktisch werden auch nicht betroffene Organe herausgenommen, wie z.B. Lymphknoten, Mandeln, Schilddrüse, Eierstöcke, gesunde Gebärmutter oder Brüste entfernt, und was sonst noch alles als „Krebslandeplatz" gefährlich sein könnte...

Aus wissenschaftlicher Sicht ist das Wichtigste, dass der Patient ca. 5 Jahre nach der Diagnose noch lebt – danach verschwindet er aus der Statistik. Das ist gut für die Zahlen und den Ruf von Medikamenten oder Verfahren. Was danach kommt, will man anscheinend nicht so genau wissen.

Der teure Krieg gegen Krebs

Als Zusammenfassung dieses ersten Kapitels soll ein sehr interessanter Artikel dienen, der unter dem Titel **The Costly War on Cancer** (*Der teure Krieg gegen Krebs*) in der Zeitschrift *The Economist* am 30.05.2011 veröffentlicht wurde. Nachzulesen ist er (englisch) unter www.economist.com/node/18743951.

Der Artikel berichtet über neue Krebstherapien, die auf den Markt gebracht werden. Diese neuen Medikamente sollen das Problem Krebs etwas differenzierter angehen als die letzten Generationen von Chemo & Co. Neuentwicklungen wie Gleevec®, Avastin®, Herceptin® und wie sie alle heißen mögen, bringen Umsätze von bis zu 7 Milliarden Dollar pro Jahr, pro Medikament! Jährlich werden riesige Summen in die Entwicklung und Vermarktung von neuen Krebsmedikamenten „zum Wohle der Menschheit" investiert. Zusätzlich können Firmen mit spürbarer Unterstützung von Krebs-Forschungsinstituten und staatlichen Forschungsgeldern rechnen. Der Haken an der Sache: Die neuen Medikamente haben horrende Preise! Sie tragen wesentlich dazu bei, dass die Kosten im Gesundheitswesen eskalieren.

Inwieweit diese neuen Medikamente den Krebskranken tatsächlich helfen, ist die große Frage. Von der amerikanischen Zulassungsbehörde FDA wurde dem Medikament Avastin bescheinigt, dass die unerfreulichen Nebenwirkungen den mageren Nutzen des Medikaments in Frage stellen. Auch bei anderen Medikamenten stehen kleine Vorteile riesigen Kosten gegenüber.

Pro Packung haben wir es mit Preisen von 471,69 € bis **20.893,73 €** zu tun! Mag sein, dass es weltweit Produkte gibt, die etwas „billiger" oder sogar noch teurer sind.

Im oben erwähnten Artikel wird Otis Brawley vom *National*

Institute for Health and Clinical Excellence zitiert: „Wir kaufen uns mit diesen Medikamenten keine wesentliche Lebensverlängerung." Auch in England wurden mehrere dieser neuen Krebsmedikamente von der zuständigen Behörde zunächst abgelehnt. Trotzdem fanden und finden die entsprechenden Firmen Wege und Seilschaften, um die Medikamente eines Tages trotzdem auf den Markt zu bringen.

Der Artikel bringt noch etwas zur Sprache: sterbenskranke Patienten sind oft bereit hohe Summen zu zahlen, um ihrem Leben noch eine Chance zu geben. Das wird von Firmen schamlos ausgenutzt. Peter Bach vom *Memorial Sloan-Kettering Cancer Centre* in New York brachte es sehr deutlich auf den Punkt: *"At some point it's just corporate chutzpah. There is no check in the system."* („In manchen Fällen müsste man von ‚gemeinschaftlicher Unverschämtheit oder Anmaßung' sprechen. Das System [der Preisgestaltung] hat keinerlei Kontrolle.")

2

Das Schöllkraut als Heilpflanze

Laut Lexikon gehört das Schöllkraut zur Gattung der Mohngewächse. Die bis zu einem Meter hohe Staude wächst praktisch überall: an Hecken, Mauern, Zäunen, Wegen, Felsen und Schutthalden. Vielleicht liegt es an seiner für uns so segensreichen Heilkraft, dass der Herrgott dieses Kraut speziell in der Nähe menschlicher Siedlungen wachsen lässt, quasi als Apotheke vor dem Haus. Eine Apotheke, der sich die Menschen wahrscheinlich schon seit Jahrtausenden bedienen.

Das Schöllkraut und seine Geschichte

Bereits in frühen chinesischen Kulturen, wie auch bei indianischen Medizinmännern wusste man um die Wirkungsweisen vieler Pflanzen. Leider fehlen genaue Belege über den Gebrauch von Schöllkraut in medizinischen Aufzeichnungen des antiken Abendlandes. Ein paar Hinweise gibt es jedoch in den beiden botanischen Werken des griechischen Philosophen und Naturforschers Theophrast (372 – 287 v. Chr.). Vor mehr als 2.300 Jahren beschrieb und klassifizierte er in seiner

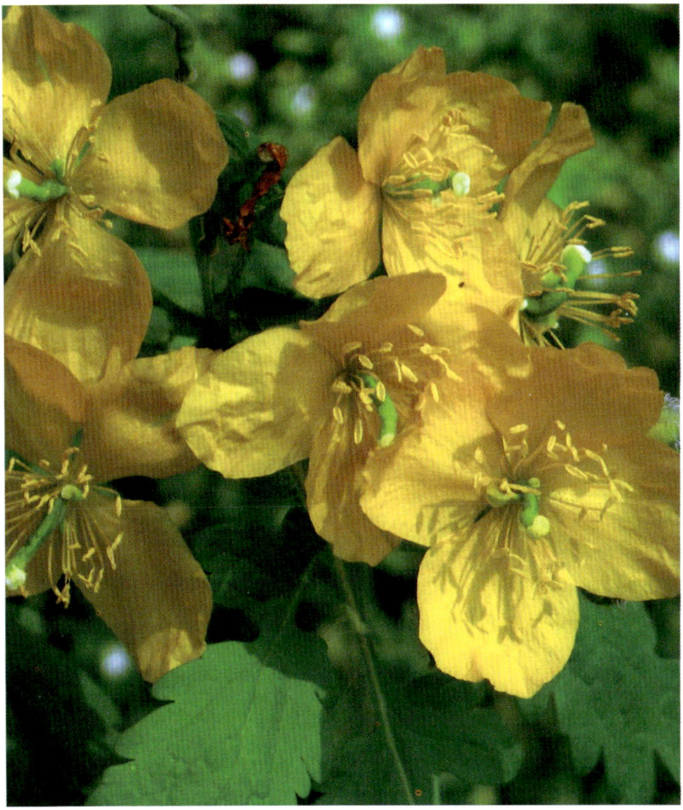

Das Schöllkraut wird bis zu einem Meter hoch, besitzt gefiederte Blätter mit rundlich buchtigen oder gezähnten Blattabschnitten und gelben Blütendolden. Die Früchte sind schotenförmig, mit schwarzen Samen. Im Kraut und in der Wurzel befindet sich ein gelbroter, alkaloidhaltiger Milchsaft. Der Name CHELIDONIUM MAJUS L. geht zurück auf den griechischen Arzt Dioskurides (erstes Jahrhundert n. Chr.). In seinem Arzneimittelbuch „Materia medica" berichtet er, dass die Pflanze mit dem Eintreffen der Schwalben zu blühen beginnt und mit ihrem Abzug verwelkt. So erklärt es sich, warum sich Chelidonium vom griechischen Wort CHELIDON (Schwalbe) ableitet.

„Naturgeschichte der Gewächse“ ausführlich die Natur- und Kulturpflanzen, darunter auch eine Heilpflanze mit der Bezeichnung „Chelidonion“.

400 Jahre später verfasste der vorhin schon erwähnte, griechische Arzt Dioskurides in fünf Büchern eine Arzneimittellehre, die bis in die Neuzeit das maßgebliche Handbuch der abendländischen Medizin blieb. Darin beschreibt er diese Pflanze und ihre Wirkungsweise.

Chelidonium majus findet sich ebenso in Schriften des römischen Historikers und Schriftstellers Plinius d. Ä. (23 – 79 n. Chr.). In seinem 37 Bücher umfassenden Werk *Naturalis historia* ist das damals bekannte Wissen von 470 griechischen und römischen Autoren zusammengefasst. Ob bereits die Römer Wirkungen des Schöllkrauts zu schätzen wussten?

Sicher ist die Erwähnung des Schöllkrauts im Jahre 594 durch Isidor, dem Bischof von Sevilla. Er machte sich durch das Sammeln und die Weitergabe antiken Geistesgutes einen Namen.

Wirkungen des Schöllkrauts

Die Volksmedizin nutzte das Schöllkraut, quer durch alle Jahrhunderte, bei Leberschwellung und Gallenproblemen genauso wie bei Nierenleiden, Hämorrhoiden, entzündlichen Magen- und Darmbeschwerden, Lungenentzündung, Keuchhusten, Bronchialkatarrh, Wassersucht bis hin zu Syphilis. Ja sogar bei schmerzhafter Menstruation, Blasen-, Augen- und Zahnschmerzen, um nur die wichtigsten Anwendungsgebiete zu nennen.

Dem Schöllkraut wird zugeschrieben, dass es die Gallentätigkeit fördert, einen krampflösenden Effekt auf Bronchien und Darm entfaltet, dass es beruhigend wirkt, die Herztätigkeit verbessert, die Herzkranzgefäße erweitert, den Blutzucker senkt und eine anregende Wirkung auf die Gebärmutter entfaltet. Bis heute gilt das Schöllkraut als hervorragendes Galle- und Lebermittel.

Am besten bekannt ist der Einsatz des frischen, gelb- bis orangenfarbenen Saftes von CHELIDONIUM MAJUS zur Behandlung von Warzen.

Was die erfahrenen Kräuterfrauen wussten, erklärt die moderne Medizin so: Ursache für die Wirkung könnte ein zellteilender und zellwachstumshemmender Effekt verschiedener Alkaloide sein (wie dem Chelidonin), die in der Pflanze enthalten sind.

Inhaltsstoffe von Schöllkraut

Nur wenige Pflanzen haben solch eine Fülle an Inhaltstoffen wie das Schöllkraut. Es enthält – soweit bisher erforscht – nicht weniger als 48 verschiedene Alkaloide. Darunter finden sich krebshemmende, organische Säuren, Zuckerstoffe, Karotinoide und andere Farbstoffe, pflanzliche Gewebshormone, ätherische Öle, Bitterstoffe, Harze und Enzyme.

Schöllkraut selbst sammeln?

Die Kräuterheilkunde verwendet seit Jahrhunderten das Schöllkraut als Heilmittel. Das Wissen wurde von Eltern und Großeltern weitergegeben an die jeweils nächste Generation. Schon im Kindesalter wurden die Unterscheidungsmerkmale beim Sammeln auf der Wiese oder im Wald gelernt. Man kannte jede einzelne Pflanze und wusste, zu welcher Jahreszeit geerntet werden sollte. Vom Schöllkraut verwendete man nicht nur seine gelbe Milch gegen Warzen, sondern kochte aus Blättern und Blüten einen Tee. Die Pflanzenteile wurden über den Sommer hinweg in Alkohol oder Schnaps eingelegt, um die Wirkstoffe (hauptsächlich für die äußere Anwendung) auch im Winter zur Verfügung zu haben.

Da diese Pflanze in unseren europäischen Regionen reichlich wächst, ist es für uns leicht, das Kraut zu pflücken und sich daraus Tinkturen, Teebeigaben oder Salben zu mischen. Aber Vorsicht ist oberstes Gebot! Speziell beim Schöllkraut gilt es einiges zu beachten! Es hat in seiner natürlichen Form u.a. auch giftige Wirkstoffe bei innerer Anwendung. Wenn man das getrocknete Kraut in der Apotheke kaufen will, ist der Apothcker verpflichtet, auf diese Gefahr hinzuweisen.

Sucht man im Internet nach Empfehlungen zur Zubereitung von Schöllkrauttee, findet man Variationen in großer Bandbreite. Pflanzenheilkunde ist „Erfahrungsmedizin"! Über Sinn und Unsinn mit Pflanzenanwendungen gibt es ähnlich heiße Debatten wie in der Schulmedizin. So wird das Sammeln des Krautes (wobei man sich nicht einig ist, ob es die Blüte, der Stängel oder die Wurzel sein soll) knapp vor der Blütezeit, also etwa im April angeraten. Andere Berichte schwören auf das Pflücken direkt in der Blütezeit. Manche Sammler ziehen den Spätherbst vor oder empfehlen das Ausgraben der Wurzel im Februar. Für die Teezubereitung im Winter sollten Pflanzenteile generell rasch getrocknet werden. Dabei gehen aber manche Inhaltstoffe verloren. Wie das im Detail beim Schöllkraut ist, wäre noch von Wissenschaftlern zu erforschen und zu beantworten.

Auch für die Vorgehensweise des Überbrühens bei der Teezubereitung gibt es verschiedene Angaben: Die einen betonen eine kurze Brühzeit von ca. 1-3 Minuten (um die Bitterstoffe zu vermeiden) und andere sprechen von mindestens 10 Minuten, die das Kraut im kochend heißen Wasser ziehen soll. Auch für die Menge des Trockenkrautes (Dosis) gibt es keine einheitliche Vorgabe. Ein reiner Schöllkrauttee ist wegen der teils giftigen Substanzen nicht zu empfehlen. In der Kräuterheilkunde wird bei der Tee- und Tinktur-Herstellung gerne mit mehreren Kräutern variiert, sodass die Gefahr einer Überdosierung mit **einem** Wirkstoff umgangen wird. Dies gilt in besonderer Weise für die Prophylaxe und Rehabilitation. Daher finden wir bei Teemischungen unter einer Vielzahl von Pflanzenwurzeln, Blüten, Rinden oder Gräsern manchmal auch ein Blatt oder wenige Blüten vom Schöllkraut angegeben. In dieser Form ist das Schöllkraut sicher keine gesundheitliche Gefahr.

Die Dosis macht das Gift! Dies ist eine der wichtigsten Erkenntnisse der Pflanzenheilkunde. Wer (noch) kein Sachkundiger ist, sollte auf Selbstversuche verzichten und auf Fertigpräparate oder Teemischungen umsteigen, die professionell und kontrolliert hergestellt werden.

Äußerliche Anwendung von Schöllkraut

Die äußerliche Anwendung von Schöllkraut ist am häufigsten sowohl in der alten als auch in der neueren Literatur erwähnt. Nicht umsonst heißt die Pflanze im deutschen Volksmund u.a. „Warzenkraut". Doch wie sieht so eine äußerliche Anwendung aus?

Man schneidet einen dicken Stängel mit Schere oder Messer glatt ab. Nach wenigen Sekunden sammelt sich der orangegelbene Pflanzensaft an der Schnittstelle. Manchmal wird der Saft auch Pflanzen- oder Schöllkraut-Milch genannt. Seit Jahrhunderten wird diese Flüssigkeit in Salbengrundlagen eingearbeitet oder pur direkt auf die Warzen gestrichen.

Solch ein Pflanzenmedikament selbst herzustellen ist für Laien eine Prozedur. Rezepte dazu liefert die einschlägige Literatur und das Internet dutzendfach. Da gibt es Tipps für die Mischung von Schöllkraut mit Lanolin, Kakaobutter, Bienenwachs, Oliven- oder Johanniskrautöl usw. Geht es dann aber um die praktische Umsetzung, steht man bald vor Problemen – erst recht, wenn es um die Gewinnung von Pflanzensaft und die gleichmäßige Verteilung in der Salbengrundlage geht. Wie gut, dass es einen Fachhandel gibt, über den man so eine Salbe (nach Apotheker-Richtlinien hergestellt) erwerben kann! Das spielt auch für die Haltbarkeit der Salbe eine wichtige Rolle!

Schöllkraut bei Hildegard von Bingen

Die heilkundige Äbtissin Hildegard von Bingen (1098–1179), mahnte vor der inneren Schöllkrautanwendung (z.B. als Tee): „Das Schöllkraut ist sehr warm und enthält einen giftigen und schleimigen Saft. [...] Wenn nämlich jemand es isst oder trinkt, verwundet und verletzt es ihn innerlich [...]" Sie bevorzugte die therapeutische Wirkung des Schöllkrauts in Salbenform.

Richtiger Umgang mit Schöllkraut

Wer nach all dem neugierig geworden ist und die Möglichkeiten des Schöllkrauts entdecken möchte, sollte Folgendes wissen:

- Ein Blatt oder 2-3 Blüten des Schöllkrauts im Tee ist nicht gefährlich, hat aber vermutlich keine Krebs heilende Wirkung.
- Wer das ganze Kraut sammelt und sich daraus einen Tee brauen will oder es in Alkohol einlegt, um es

innerlich (als Tinkturtropfen) anzuwenden, riskiert die Gesundheit: Der gelborange Saft in der gesamten Pflanze, besonders in den Stängeln und den Blattrippen, ist giftig.

- Große Mengen von Schöllkraut einfach am Weg- und Waldrand zu holen um daraus ein Krebsheilmittel zu brauen, ist so nicht möglich. Es bedarf einer hohen Dosis ganz spezieller Wirkstoffe, die aus der Pflanze extrahiert werden müssen, um entartete Krebszellen zerstören zu können. Mit hochdosierten Schöllkrauttees oder -alkoholauszügen zu experimentieren, ist bei innerer Anwendung für den Krebspatienten gefährlich.
- Das Trockengut kann (für die äußere Anwendung) in der Apotheke gekauft werden. Die Verarbeitung und Verabreichung von giftigen Pflanzen gehört in die Hände von Fachkräften. Was auch immer man mit Schöllkraut tun möchte – es sollte nicht ohne vorherige Konsultation eines damit vertrauten Arztes und Apothekers angewandt werden. Die Fachkraft muss entscheiden, in welcher Form und Dosis eine Pflanze angewandt werden soll – vorausgesetzt, sie hat Erfahrung in diesem Bereich...

(...und da wären wir bei der nächsten Frage: Welche Apotheker und Ärzte sind vertraut mit der Schöllkraut- oder UKRAIN-Anwendung?)

3

Ein Schöllkraut-Medikament entsteht: UKRAIN

Vor dem Hintergrund uralten Wissens und den Erfahrungen mit seinem krebskranken Bruder startete Dr. Nowicky das Abenteuer seines Lebens. Bei seinen Lemberger und Wiener Forschungen entpuppte sich das Schöllkraut als wahre Fundgrube medizinisch kostbarer Inhaltsstoffe.

Nach jahrzehntelanger Forschung wusste Dr. Wassil Nowicky, dass das Schöllkraut insgesamt 48 Alkaloide enthält. Bei seinen Tests im Labor stellte er fest, dass man nur fünf davon braucht, um Krebszellen besiegen zu können – die anderen 43 Alkaloide konnte er weglassen. Das reduzierte die giftige Wirkung des Schöllkrautsaftes für gesunde Zellen auf ein unbedenkliches Minimum.

Das Mittel besteht somit nur aus pflanzlichen Stoffen. Es enthält keine synthetischen Bestandteile.

Der erste geniale Entwicklungsschritt bestand darin, dass Dr. Nowicky etwas gelang, was vor ihm noch keiner zustande gebracht hatte: Er isolierte, extrahierte und kombinierte fünf Inhaltsstoffe der Pflanze in solcher Weise, dass ein hochwirksames Krebsmittel aus pflanzlichen Stoffen entstand. Er nannte es nach seiner Heimat, der Ukraine.

Ein weiterer wichtiger Schritt musste noch folgen, damit nur die kranken Zellen die Wirkstoffe aufnahmen! Der Forscher bediente sich dabei einer ganz natürlichen Eigenschaft der Körperbausteine: Gesunde, menschliche Zellen weisen eine schwache negative Ladung auf. Bei Krebszellen ist diese negative Ladung jedoch wesentlich größer. Da negativ geladene Teile positive anziehen, kam Nowicky auf die Idee, den Schöllkraut-Molekülen eine positive Ladung zu geben. Der Trick funktionierte! Der auf diese Weise präparierte Schöllkrautauszug wird von Krebszellen (wie von einem Elekromagneten) in Minutenschnelle angezogen. Die Wirkstoffe sammeln sich nur im Tumor und beginnen sofort mit der selektiven Vernichtungsarbeit in den entarteten Zellen. Die gesunden Zellen rund um den Tumor sind zu schwach geladen, sodass hier keine Wirkung zum Zug kommt. Durch die positive Ladung der 5 Alkaloide kommt es zu keiner Veränderung oder Verfremdung der Moleküle. UKRAIN unterscheidet sich vom Saft in der Pflanze dadurch, dass die für die Krebsheilung nicht notwendigen giftigen Alkaloide fehlen. Es ist nach wie vor ein reines Naturprodukt.

Mit diesen beiden Entdeckungen war ein sensationelles Krebstherapeutikum mit unübersehbaren Möglichkeiten geschaffen. Bei seinen langjährigen, sorgfältigen Versuchsreihen, Labor- und Kliniktests bestätigte sich, dass die Schöllkraut-Wirkstoffe genau das können, was sich alle Krebsforscher seit Jahrzehnten wünschen: **Krebs zu heilen ohne Neben-**

wirkungen. Es greift nur die kranken Zellen an, die gesunden Zellen bleiben unbehelligt. Die Pflanzenwirkstoffe scheinen zwischen gesunden und entarteten Zellen unterscheiden zu können – sowohl bei Warzen als auch bei Krebs. Letzteres wurde in mehreren Studien an renommierten Universitäten und Forschungsinstituten nachgewiesen, wie z. B. im *National Cancer Institute* (Bethesda, Maryland, USA), in der *European Organisation for Research and Treatment of Cancer* (EORTC), in der *Rochester University* (USA), im *Instituto Nacional de Cancerologia* (Mexiko City, Mexiko) u.a.. UKRAIN ist mehr als 300 mal weniger toxisch als seine Ausgangsstoffe und hat trotzdem eine vernichtende Wirkung auf Krebszellen. Durch zahlreiche Versuche wurde nachgewiesen, dass es in kleiner Dosis (5mg) stärkenden Einfluss auf das Immunsystem hat, in größeren Dosierungen Krebszellen zerstört. Diese zwei unterschiedlichen Wirkungsweisen wurden wichtig für die Therapiegestaltung.

4

UKRAIN-Therapie bei unterschiedlichen Krebsarten

Die rechtliche Vorgabe legt fest, dass neue Medikamente oder Wirkstoffe zunächst nur an austherapierten Menschen probiert werden dürfen. Der Begriff „austherapierte Fälle“ umschreibt Patienten, bei denen alle von ärztlicher Seite empfohlenen Standardtherapien ohne Erfolg angewendet wurden. Nach ärztlichem Ermessen bedeutet das für einen Betroffenen, dass eine Genesung oder Besserung nicht mehr möglich erscheint. Solche „hoffnungslose Fälle“ werden meistens zum Sterben nach Hause geschickt oder in ein Hospiz überwiesen. Daher kamen für die ersten Anwendungen von Dr. Nowickys Schöllkrautprodukt zunächst nur solche Patienten in Frage, denen die behandelnden Ärzte keine Überlebenschancen mehr gaben. In denjenigen Ländern, die bisher eine Zulassung von UKRAIN verweigern, ist das bis heute so (mit Ausnahme klinischer Studien).

Die Entdeckung von Dr. Nowicky löste von Anfang an bei vielen Krebspatienten einen ungeheueren Erwartungsdruck und große Hoffnung aus. Völlig verzweifelte Patienten und deren Angehörige forderten Dr. Nowicky auf, die Entwicklung des Medikaments so schnell wie möglich voranzutreiben und zur Verfügung zu stellen. In den meisten Fällen handelte es sich um Patienten mit der Diagnose „Krebs im Endstadium". Aber bis die ersten Behandlungen mit UKRAIN durchgeführt werden konnten, musste eine Reihe von wissenschaftlichen Untersuchungen durchgeführt werden. In dieser Hinsicht gibt es sehr strenge Auflagen und Bedingungen vom Gesetzgeber und von Zulassungsbehörden, was ja die Unbedenklichkeit der Anwendungen gewährleisten soll.

Zuerst wurde der Wirkstoff an Zellen im Reagenzglas (*in vitro*) untersucht. Der zweite Schritt bestand aus einer Erprobung an Tieren (*in vivo*). Erst danach wurde mit der klinischen Anwendung bei Menschen begonnen.

Als der bekannte Pariser Arzt Dr. Jaroslaw Musianowycz von dem neuen Medikament UKRAIN erfuhr, informierte er sich sofort über präklinische Daten. Da er bereits als Student eine Arbeit über Schöllkraut verfasst hatte, war er mit dieser Pflanze vertraut. Er wendete als erster dieses Präparat bei 17 austherapierten Patienten an.

A: Erste Anwendungen bei Krebspatienten im Endstadium (austherapierte Fälle)

Wenn Erwachsene an Krebs erkranken, dann ist das ein Trauma. Sind Kinder betroffen, berührt das selbst stark verhärtete Menschen. Wenn hier solche Fälle aufgeführt werden, soll nicht der Eindruck einer sentimentalen Berichterstattung im Vordergrund stehen. Aber auch ein Forscher und Wissenschaftler wird durch solche kleinen Patienten besonders motiviert. Für Dr. Nowicky ist es bis heute schwer zu ertragen, nicht allen Kindern und Patienten mit seinem Schöllkrautmedikament helfen zu können – erst recht, wenn er sie persönlich kennt. Zu viele Faktoren können die Behandlung erschweren. Umso mehr freut er sich über jeden Menschen, dem mit UKRAIN zu helfen war und ist.

Fallgeschichte Junge mit Lymphkrebs

Eine besonders tragische Geschichte ist die des kleinen Stefan Dan (Name mit ausdrücklichem Einverständnis genannt). Er wurde 1992 mit einer Lymphangiomatose geboren. Diese Krebserkrankung führt zu Wucherungen der kleinsten Lymphgefäße und verhindert eine gesunde Entwicklung des Kindes. Trotz mehrerer Versuche der behandelnden Ärzte, den Krebs operativ in den Griff zu bekommen, wuchsen die bösartigen Geschwülste immer wieder nach. Schließlich schickte man den Jungen als „nicht mehr behandelbar" nach Hause.

Während einer längeren UKRAIN-Behandlung begann das Kind sich zu erholen und lernte Sprechen und Laufen. Anlässlich einer Kontrolluntersuchung im Krankenhaus wurden die Eltern gezwungen, die UKRAIN-Therapie sofort abzubrechen. Begründung: „Unter Berufung auf das Gesundheitsministerium darf ein noch nicht zugelassenes Medikament nicht an Kindern ‚ausprobiert' werden." Unter Androhung von Strafen wurden die Eltern mit ihrem Kind nach Hause geschickt. Danach verschlechterte sich der Zustand von Stefan dramatisch. Sozusagen „Fünf vor Zwölf" wurde erneut mit der UKRAIN-Behandlung begonnen – trotz aller Drohungen von Seiten der Krankenhausärzte. Warum darf ein Medikament, das dem

Jungen offensichtlich sehr rasch deutliche Besserung brachte, nicht weiterhin angewendet werden? Warum sollte man ein Medikament absetzen, das einen todkranken, bettlägrigen Jungen wieder zum Radfahren brachte? Die Eltern des Kindes haben das nicht verstanden. Unter der UKRAIN-Therapie wurde das Kind gerettet. Die traurige Seite der Geschichte: Ob die erzwungene Therapiepause dafür verantwortlich ist, dass Stefan für immer gelähmt bleibt?

Fallgeschichte Junge mit bösartigem Hautkrebs

(XERODERMA PIGMENTOSUM)

Bei einem Jungen von nur zehn Monaten diagnostizierten die Ärzte eine Hauterkrankung die als XERODERMA PIGMENTOSUM bezeichnet wird. Diese ererbte und meist tödlich endende Krankheit beginnt gewöhnlich in der Kindheit. Es handelt sich um eine Überempfindlichkeit der Haut gegenüber Licht.

Leichte Fälle bekommen im Freien sehr schnell einen Sonnenbrand und in schweren Fällen endet die Krankheit mit einem bösartigen Hautkrebs.

Der kleine Junge zeigte im Laufe seiner ersten Lebensjahre immer mehr Hautveränderungen. Im Mai 2002 wurde Krebs im Nasenbereich diagnostiziert. Chemotherapeutische Behandlungen erwiesen sich als erfolglos. Im April 2004 war das bösartige Melanom auf die Größe von 3x3 Zentimeter angewachsen, hatte die Nase deformiert und die Knorpelstruktur erfasst. Am 20. Mai 2004 begann man mit der UKRAIN-Therapie, die über zweieinhalb Monate durchgeführt wurde. Einen Monat nach der letzten UKRAIN-Injektion war der Tumor an der Nase verschwunden. Zurück blieb nur eine gut verheilte Narbe.

1) 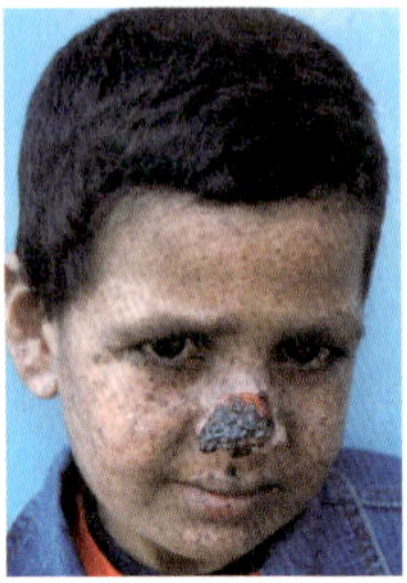 2) 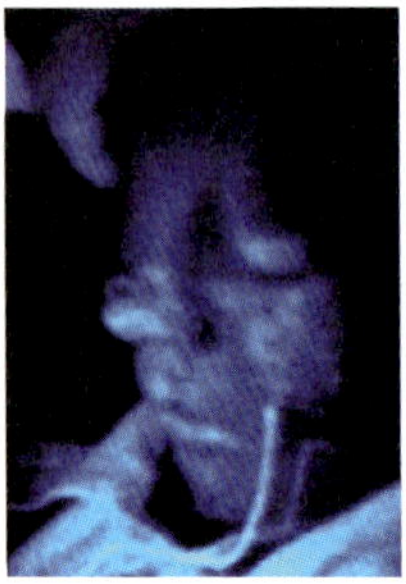 3) 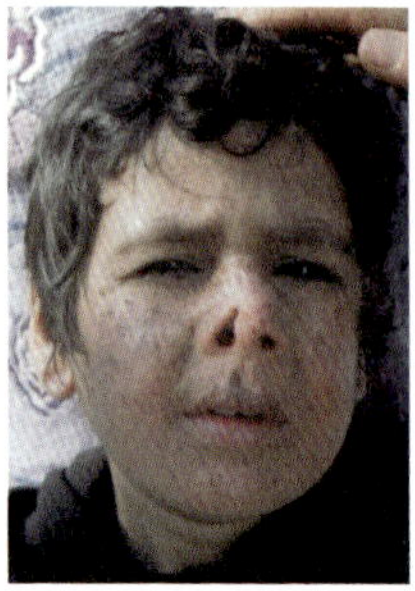

1) Patient S.S. vor der Therapie mit Ukrain. Bösartiger Hautkrebs an der Nase.
2) Autofluoreszenz von Ukrain im Bereich des Melanoms unter UV-Licht während der ersten intravenösen Verabreichung im Mai 2004.
3) Patient S.S. im Dezember 2004. Voller Tumorrückgang mit Wiederherstellung des Bindegewebes.

Fallgeschichte einer Brustkrebs-Patientin

Dr. Musianowycz schrieb am 11. April 1979 von einer austherapierten Brustkrebspatientin:

„Der dramatische Fall dieser Patientin hat ihre Umgebung erschüttert – zu Beginn auch mich, den behandelnden Arzt und die Krankenschwester, die die Kranke pflegte. Nach zwei Injektionen von UKRAIN haben sich die entstandenen Blasen zusammengezogen und sind ausgetrocknet. Nach zehn Tagen waren die Blasen bereits vernarbt. Zur selben Zeit konnte man beobachten, dass die ‚Krater' auf den Brüsten verheilten und der Schorf, sowohl am Rücken als auch im Brustbereich, vernarbte."

Fallgeschichte Frau mit Dickdarmkrebs

Ähnlich hoffnungslos war der Fall der damals 60-jährigen Frau Hedwig Jakob (Name mit ausdrücklichem Einverständnis genannt). Bei der Patientin wurde Dickdarmkrebs im fortgeschrittenen Stadium festgestellt. Viele Metastasen wucherten bereits in den Lymphknoten. Trotz der operativen Entfernung des Tumors sprachen die Ärzte bei Metastasen in diesem Ausmaß von „so gut wie aussichtslosen Prognosen“. Nach einer fast zweijährigen UKRAIN-Behandlung waren Ende 1996 alle Metastasen verschwunden. Frau Jakob blieb bis zur Niederschrift des Berichtes gesund und erfreute sich eines guten Allgemeinzustandes.

Frau Jakob ist kein Einzelfall. Einige Patientinnen, bei denen metastasierender Brust- oder Dickdarmkrebs diagnostiziert wurde, leben dank einer UKRAIN-Behandlung seit mehr als 20 Jahren tumorfrei.

B: Wissenschaftliche Arbeiten mit Schöllkraut-Substanzen

Was mit einer Handvoll Patienten begann, hat sich mittlerweile zu einer weltweiten Erfolgsgeschichte mit Hunderten von geheilten Krebskranken in Europa, Asien und Übersee entwickelt. Es zeigte sich, dass UKRAIN bei den meisten und häufigsten Krebsarten eingesetzt werden kann.

Mehr und mehr wurde das Schöllkrautprodukt für die Wissenschaft interessant. Um hier aufzuzeigen, dass es sich bei dem Schöllkraut nicht um ein Medikament aus der Hinterstube einer Apotheke handelt, sind hier einige Arbeiten erwähnt, die weltweite Aufmerksamkeit weckten. Einzelne tragische Fälle zu behandeln ist eine sehr emotionale Angelegenheit. Man schaut in die hoffnungsvollen oder verzweifelten Augen von leidenden Menschen – ganz gleich ob alt oder jung. Hier erlebt man Therapie auf einer ganz anderen Ebene als in Unterlagen, die in Universitäten als Forschungsprojekte dienen.

Wenn hier einige dieser Arbeiten kurz beschrieben werden, dann mag das zunächst langweilen. Betroffene Menschen lesen diese Zeilen anders. Für sie bedeuten alle diese Berichte ein Zeichen der Hoffnung. Eine weitere Berechtigung hat diese Studienaufzählung: UKRAIN wird oft in der deutschprachigen Presse und Fachwelt als wissenschaftlich unerprobt und fragwürdig dargestellt. Die folgenden weltweiten Arbeiten[2] (s. gegenüberliegende Seite) machen deutlich, dass vielleicht nicht alle unsere deutschen und österreichischen Ärzte auf dem neusten wissenschaftlichen Stand sind, wenn sie dem UKRAIN das „medizinische und wissenschaftliche Existenzrecht" absprechen.

UKRAIN bei Metastasen

Mehr und mehr klinische Studien bestätigen, dass UKRAIN nicht nur einen Haupttumor sondern auch Metastasen zurück bilden lässt. Das ist mit ein Grund warum eine UKRAIN-Therapie bei vielen fortgeschrittenen Tumoren die Lebensqualität verbessern und die Überlebenszeit verlängern kann. Herauszustellen sind hier folgende wissenschaftliche Arbeiten:

- Universität Ulm (Deutschland) unter der damaligen Leitung von Prof. Dr. Beger und Dr. Gansauge bei Bauchspeicheldrüsenkrebs
- von Prof. V. Zemskov in der Ukraine bei Bauchspeicheldrüsenkrebs
- von Prof. Bondar und Prof. Susak in der Ukraine bei Dick- und Mastdarmkrebs und
- Dr. Aschhoff (Deutschland) bei Prostatakrebs und anderen bösartigen Tumoren.

2 Zemskov V.S., Procopchuk O.L., Susak Y.M., 1 Zemskov S.V., Hodysh Y.Y., Zemskova M.V. *Ukrain (NSC 631570) in the treatment of pancreas cancer.* Drugs Exptl. Clin. Res., XXVI (5/6), 2000, 179-190.

Gansauge F, Ramadani M, Pressmar J, Gansauge S, Muehling B, Stecker B, Cammerer G, Leder G, Beger HG. NSC-631570 *(Ukrain) in the palliative treatment of pancreatic cancer. Results of a phase II trial.* Langenbeck's Archives of Surgery (2002), 386:570-574.

Zemskov V, Prokopchuk O, Susak Y, Zemskov S, Tkachenko O, Hodysh Y, Nowicky W. *Efficacy of Ukrain in the treatment of pancreatic cancer.* Langenbeck's Archives of Surgery (2002) 387:84-89.

Gansauge F. *Ukrain in Pancreatic cancer: Study Final Report.* University Ulm, 2002.

Zemskov S.V. *Efficacy of adjuvant treatment with combination of Ukrain (NSC-631570) and Gemcitabin in cases of pancreas cancer.* Ukrainian Chemotherapeutic Journal 2005, #1-2.

Gansauge F, Ramadani M, Schwarz M, Beger HG, Lotspeich E, Poch B: *The Clinical Efficacy of Adjuvant Systemic Chemotherapy with Gemcitabine and NSC-631570 in Advanced Pancreatic Cancer.* Hepato-Gastroenterology 2007; 54:917-920.

Zemskov VS, Susak YaM, Zemskov SV. *Ukrain monotherapy for treatment of colorectal cancer.* 11th Future Trends in Chemotherapy, Interdisciplinary World Congress on Antimicrobial and Anticancer Drugs, 24-27 April 1994, Palexpo Geneva(Switzerland), Abs. 78, April 1994.

Susak Y.M., Zemskov V.S., Yaremchuk O.Y., Kravchenko O.B., Yatsyk I.M., Korsh O.B. *Comparison of Chemotherapy and X-ray Therapy with Ukrain Monotherapy for Colorectal Cancer.* Drugs Exptl. Clin. Res., Vol. XXII (Suppl.), 1996, 43 - 50.

Bondar G.V., Borota A.V., Yakovets Y.I., Zolotukhin S.E. *Comparative evaluation of the complex treatment of rectal cancer patients (chemotherapy and X-ray therapy, Ukrain monotherapy).* Drugs Exptl. Clin. Res., XXIV (5/6), 1998, 221-226.

Aschhoff B. *Kombinationstherapie mit dem Alkaloidderivat aus Chelidonium majus plus regionaler Tiefenhyperthermie.* medizin 2000 plus, 4/2000, 74-76 (in german).

Aschhoff B. *Retrospective study of Ukrain treatment in 203 patients with advanced-stage tumors.* Drugs Exptl. Clin. Res., XXVI(2000), 249-252.

Aschhoff B. *Using UKRAIN in cancer patients: a clinical experience.* www.villamedica.de.

Aschhoff B. *Ukrain in the treatment of prostate cancer patients.* Int J Immunother 2003, XIX(2-4): 41-45.

In einer offenen Studie wurden insgesamt 203 Krebspatienten in fortgeschrittenen Stadien behandelt. Es handelte sich um Fälle, bei denen alle konventionellen Behandlungsmöglichkeiten bereits ausgeschöpft waren. Die jeweiligen Tumore waren entweder weit fortgeschritten vergrößert oder nach einer früheren Behandlung/Operation wieder nachgewachsen. Unter UKRAIN-Behandlung plus teilweiser lokaler Tiefenhyperthermie (bei 37,4% der Patienten) wurde bei 41 Patienten (20,2%) ein voller Rückgang der Krankheitssymptome (Remission) erreicht, bei 122 (60,1%) Patienten immerhin ein teilweiser Rückgang der Beschwerden (Teilremission).

Besonders gut haben Patienten mit Hoden- und Prostatakrebs auf die Behandlung angesprochen mit einer Remissionsrate von über 75%.[3]

Die längste Überlebenszeit in der Gemcitabine-Gruppe war 19 Monate, in der Kombinationsgruppe UKRAIN + Gemcitabine 26 Monate, und in der Gruppe, die eine alleinige Therapie mit UKRAIN erhielt, waren noch zwei Patienten nach 28 Monaten am Leben.[4]

---

3 Aschhoff B. *Kombinationstherapie mit dem Alkaloidderivat aus Chelidonium majus plus regionaler Tiefenhyperthermie.* medizin 2000 plus, 4/2000, 74-76 (in German).

Aschhoff B. *Retrospective study of Ukrain treatment in 203 patients with advanced-stage tumors.* Drugs Exptl. Clin. Res., XXVI(2000), 249-252.

4 Gansauge F, Ramadani M, Pressmar J, Gansauge S, Muehling B, Stecker B, Cammerer G, Leder G, Beger HG. NSC-631570

(Ukrain) in the palliative treatment of pancreatic cancer. Results of a phase II trial. Langenbeck's Archives of Surgery (2002), 386:570-574.

Gansauge F., Ramadani M., Beger H.G. Ukrain beim fortgeschrittenen Pankreaskarzinom. Ars Medici 2002, 22, 1056-1062.

Survival analysis in pancreatic cancer patients
(Gansauge, Beger et al: Langenbeck´s Archives of Surgery, 2002)

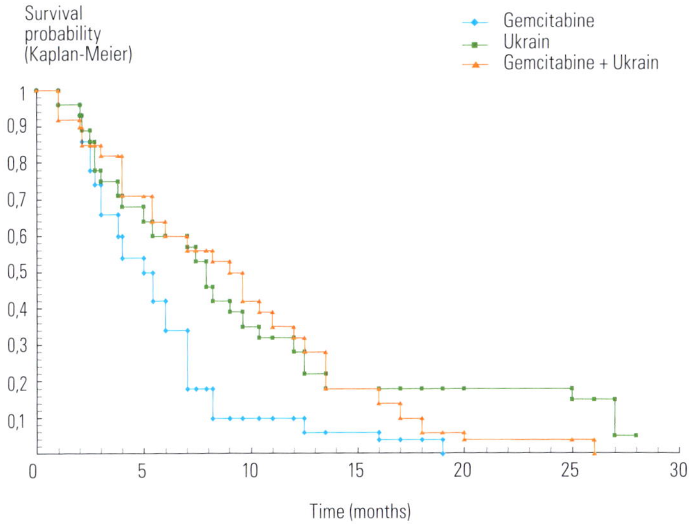

Nach Abschluss der Studie wurden die Patienten weiterhin beobachtet. Dabei wurde festgestellt, dass UKRAIN sehr gut vertragen wurde und deshalb problemlos auch ambulant verabreicht werden konnte.

Die UKRAIN-Therapie brachte eine bedeutende Verlängerung der Überlebenszeit im Vergleich zur Therapie mit Gemcitabine allein. Die Kombinationstherapie mit Gemcitabine und UKRAIN zeigte keinen Vorteil gegenüber der Monotherapie mit UKRAIN. Die Autoren der Studie schließen daraus: „Aufgrund dieser Studie empfehlen wir die Behandlung von Patienten mit fortgeschrittenem Bauchspeicheldrüsenkrebs mit UKRAIN“.

Im Jahr 2007 wurden die Ergebnisse einer weiteren klinischen Studie derselben Forschungsgruppe veröffentlicht. Diesmal wurde die Wirksamkeit der unterstützenden Anwendung von UKRAIN bei Bauchspeicheldrüsenkrebs nach der bereits erfolgten Operation untersucht. Patienten wurden mit einer Kombination aus UKRAIN und Gemcitabine behandelt. Die durchschnittliche Überlebenszeit betrug 33,8 Monate, die 5-Jahre-Überlebensrate 23,3% (diese Patienten sind am Leben), was deutlich besser ist als Ergebnisse früherer Studien ohne UKRAIN, bei denen die durchschnittliche Überlebenszeit 20,1 Monate und die 5-Jahre-Überlebensrate 21% betrug[5].

Außerdem hat UKRAIN in therapeutischer Dosis nur minimale Nebenwirkungen, es verbessert die Lebensqualität der Patienten und kann auch ambulant verabreicht werden. Dies unterscheidet das Präparat von den konventionellen Chemotherapeutika erheblich.

Folgende Aufstellung bestätigt die Wirksamkeit und Sicherheit von UKRAIN. Sie zeigt eine beträchtliche Verlängerung der Überlebenszeit im Vergleich mit anderen klinischen Zytostatika-Studien.[6]

---

5 http://content.nejm.org/cgi/content/abstract/350/12/1200).

6 Gansauge F, Ramadani M, Schwarz M, Beger HG, Lotspeich E, Poch B: *The Clinical Efficacy of Adjuvant Systemic*

Chemotherapy with Gemcitabine and NSC-631570 in Advanced Pancreatic Cancer. Hepato-Gastroenterology 2007; 54:917-920.

Autor	Neoptolemos	Kurosaki	Gansauge
Jahr	2001	2004	2007
Patientenzahl	238	16	30
Therapie	5-FU/FS	Gemcitabine	UKRAIN Gemcitabine
Rezidivfreie Überlebenszeit	k. A.	16,8 Monate	26 Monate
Mediane Überlebenszeit	19,7 Monate	20,4 Monate	37,6 Monate

Ergebnisse einer weiteren klinischen Studie mit UKRAIN unter Prof. Dr. med. Dr. h.c. Burkhard Aschhoff:

Studie bei 42 Bauchspeicheldrüsen-Krebs-Patienten. Die erste Gruppe (21 Personen) erhielt UKRAIN, die zweite (21) Gemzitabine (Zytostatikum).

Überlebensrate von Patienten mit fortgeschrittenem Bauchspeicheldrüsen-Krebs

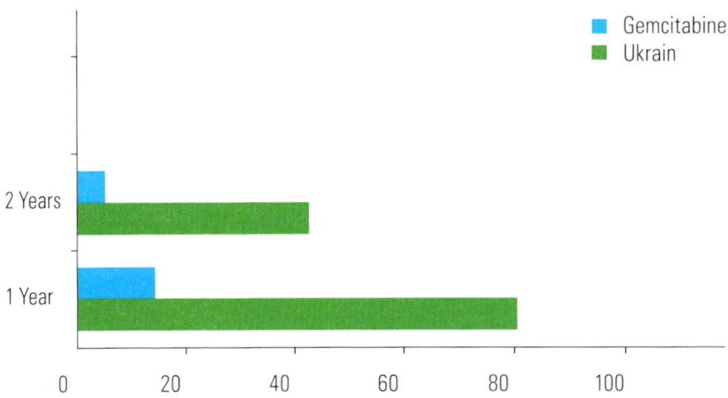

Auch andere Forscher haben die Wirksamkeit von UKRAIN bei Bauchspeicheldrüsenkrebs bestätigt.

Die längste Überlebenszeit war mehr als 6 Jahre.[7]

Dickdarmkrebs

In einer kontrollierten, nach wissenschaftlichen Standards durchgeführte Studie (randomisierte Studie) über Dickdarmkrebs der *Nationalen Medizinischen Universität Kiew,* Ukraine, wurden Patienten mit UKRAIN oder mit dem Zytostatikum 5-Fluorouracil (5-FU) und Strahlentherapie behandelt. In der mit UKRAIN behandelten Gruppe betrug die Überlebensrate nach 21 Monaten 78,6%, in der mit 5-FU und Strahlentherapie behandelten Gruppe nur 33,3% (67, 108).[8]

---

7 Gansauge F. *Treatment of pancreatic cancer patients with Ukrain: four case reports.* Int J Immunother 2003, XIX(2-4): 67-71.

Kleef R. *Ukrain (NSC 631570) in combination with locoregional hyperthermia in the treatment of pancreatic cancer with liver*

Kroiss T. *Ukrain in the therapy of advanced metastatic pancreatic cancer: a case report.* Int J Immunother 2003, XIX(2-4): 91-94.

Aschhoff B. *Retrospective study of Ukrain treatment in 28 patients with unresectable pancreatic cancer.* Int J Immunother 2003, XIX(2-4): 81-85.

Zemskov V, Prokopchuk O, Susak Y, Zemskov S, Tkachenko O, Hodysh Y, Nowicky W. *Efficacy of Ukrain in the treatment of pancreatic cancer.* Langenbeck's Archives of Surgery (2002) 387:84-89.

8 Susak Y.M., Zemskov V.S., Yaremchuk O.Y., Kravchenko O.B., Yatsyk I.M., Korsh O.B. *Comparison of Chemotherapy and X-ray*

Therapy with Ukrain Monotherapy for Colorectal Cancer. Drugs Exptl. Clin. Res., Vol. XXII (Suppl.), 1996, 43 - 50.

Zemskov V.S., Yaremchuk O.Y., Susak Y.M., Kravchenko O.V., Yatsyk I.M., Voltchek I.V. *Ukrain – noviy effectivniy preparat dla lecheniya raka tolstoy i pryamoy kishki.* In: Actualniye Voprosy Oncologii, St. Petersburg, 1996, 175 - 177 (in Russian).

Im Rahmen einer weiteren Studie bei Darmkrebspatienten (am Regionalkrebszentrum in Donetsk, Ukraine) erhielten je 24 Patienten entweder

(A) hoch dosierte Strahlentherapie und 5-FU vor der Operation oder

(B) eine Therapie mit UKRAIN: vor der Operation (10 mg jeden zweiten Tag bis zur Gesamtdosis von 60 mg) und nach der Operation (bis zu einer Gesamtdosis von 40 mg).

Während der folgenden 14 Monate:

(A = die 5-FU + Strahlen Gruppe): Bei 6 Patienten (25 %), begann der Tumor wieder zu wachsen

(B = UKRAIN Gruppe): Bei 2 Patienten (8,3 %) kehrte der Tumor zurück.

Während der folgenden zwei Jahre:

(A = die 5-FU + Strahlen Gruppe): Bei 8 Patienten (33,3 %) wurden nachwachsende Krebsherde beobachtet.

(B = UKRAIN Gruppe): Bei 4 Patienten (16,7 %) kehrten die Krebsherde zurück.

Nach 12 Jahren waren 18 von 24 Patienten (75%) aus der UKRAIN-Gruppe noch immer am Leben![9] (s. folgende Grafik auf S. 54)

Eine Grafik macht sichtbar, wie unterschiedlich das Zellwachstum von beiden Therapiearten zurück gedrängt wird. Der obere Teil der Grafik zeigt die Fähigkeit das Tumorwachstum zu bremsen, sodass die Krebszellen kaum oder nicht mehr weiter wachsen.

9 Bondar G.V., Borota A.V., Yakovets Y.I., Zolotukhin S.E. *Comparative evaluation of the complex treatment of rectal cancer patients (chemotherapy and X-ray therapy, Ukrain monotherapy).* Drugs Exptl. Clin. Res., XXIV (5/6),1998, 221-226.)

Der untere Teil der Grafik verdeutlicht, um wie viel % sich die Größe des Tumors zurück entwickelt hatte.

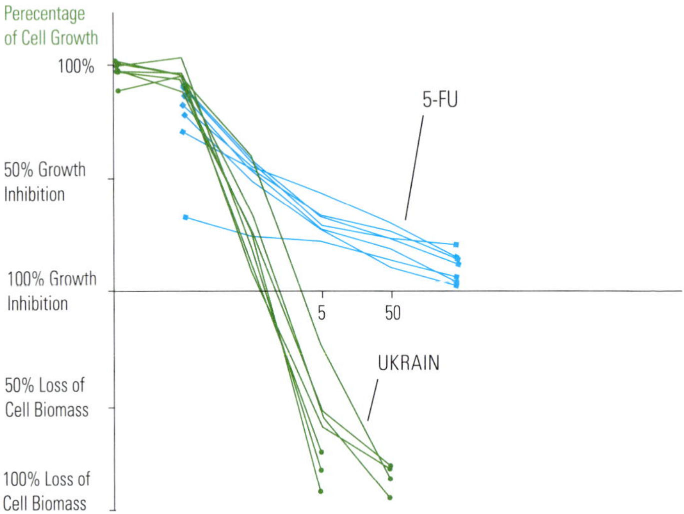

Prostatakrebs

Die Wirksamkeit von UKRAIN wurde in einer kontrollierten Studie bei Prostatakrebs klinisch bestätigt. Alle Patienten waren bereits mit schulmedizinischen Verfahren therapiert worden – ohne Erfolg. Für die wiederkehrende oder fortschreitende Erkrankung standen keine weiteren Optionen mehr zur Verfügung. Die Patienten wurden daraufhin mit UKRAIN und teilweise gleichzeitig mit lokaler Hyperthermie behandelt. Die unten aufgeführte Aufstellung zeigt das Ergebnis der Studie im Überblick.[10]

10 Aschhoff B. *Ukrain in the treatment of prostate cancer patients.* Int J Immunother 2003, XIX(2-4): 41-45.

Gesamtanzahl der Patienten	Vollkommener Rückgang der Beschwerden	Teilweiser Rückgang der Beschwerden	Tumor entwickelte sich weiter
74	54	16	4
100%	73%	22%	5%

Auch bei der Anwendung mit UKRAIN tritt demnach keineswegs immer eine Heilung ein. Das macht deutlich, dass auch eine UKRAIN-Behandlung weitere, ergänzende Faktoren braucht.

Brustkrebs

Im Rahmen einer kontrollierten klinischen Studie der Universität Grodno, Belarus, wurden bei Brustkrebspatientinnen nach der Behandlung mit UKRAIN folgende Bobachtungen festgehalten:

- Eine Verhärtung des Tumors
- Leichtes Ansteigen der Tumorgröße auf etwa 5-10%. Dadurch waren die Knoten durch Ultraschall- oder radiologische Untersuchung leichter zu erkennen
- Vermehrung des Bindegewebes
- Das Verhältnis der T4/T8 Lymphozyten (weiße Blutkörperchen) stieg um ca. 30% an.
- Metastatische Lymphknoten waren ebenfalls verhärtet und sklerotisch. So waren die befallenen Lymphknoten deutlich vom gesunden Gewebe abgegrenzt und deshalb leichter zu entfernen.
- Komplikationen wie verlängerter Ausfluss von Lymphe aus krankhaft veränderten Lymphgefäßen (Lymphorrhoe), Hautabsterben (Hautnekrose), Wundeiterung

und Lungenentzündung sind bei den Patienten aus der UKRAIN-Gruppe um ca. 50% seltener aufgetreten als im Vergleich zur Kontrollgruppe.

Ergebnis dieser Studie: Die Autoren empfehlen den Einsatz von UKRAIN in höherer Dosis vor jeder Brustoperation.[11]

Diese Empfehlung, mit höheren Dosierungen zu arbeiten, wurde im Jahr 2000 in einer ukrainischen Klinik-Studie aufgegriffen. Ergebnis: Fast alle Patienten merkten Verbesserung des Allgemeinzustandes, des Appetits und des Schlafs. Bei der Operation waren sowohl der Haupttumor als auch die befallenen Lymphknoten vom gesunden Gewebe deutlich abgegrenzt, was die chirurgische Entfernung stark erleichterte.[12]

Dass diese guten Ergebnisse bei der Behandlung vom Brustkrebs mit UKRAIN kein Zufall oder „geschönte" Veröffentli-

---

11 Brzosko WJ, Uglianica K, Fomin K, Nowicky JW. *Influence of Ukrain on breast cancer.* 11th Future Trends in Chemotherapy, Interdisciplinary World Congress on Antimicrobial and Anticancer Drugs, 24-27 April 1994, Palexpo Geneva (Switzerland), Abs. 109, April 1994.

Uglanica K.N., Fomin K.A., Nefyodov L.I., Nowicky J.W., Brzosko W.J., Jankowski A. *Influence of Ukrain on Patients with Surgically Treated Breast Cancer (Introductory Remarks).* Drugs Exptl. Clin. Res., Vol. XXII (Suppl.), 1996, 51 - 54.

Brzosko W.J, Uglanica K.N., Fomin K.A., Nowicky J.W. *Influence of Ukrain on Breast Cancer.* Drugs Exptl. Clin. Res., Vol. XXII (Suppl.), 1996, 55-62.

Uglanica K.N., Fomin K.A., Nefyodov L.I., Nowicky J.W., Brzosko W.J., Jankowski A. *Influence of Ukrain on Patients with Surgically Treated Breast Cancer. Part I. Clinical and Laboratory Parameters.* Drugs Exptl. Clin. Res., Vol. XXII (Suppl.), 1996, 63-66.

12 (Uglyanitsa K.N., Nefyodov L.I., Brzosko V. *Comparative evaluation of the efficiency of various Ukrain doses in the combined treatment of breast cancer Report 1 Clinical aspects of Ukrain application.* Drugs Exptl. Clin. Res., XXVI (5/6), 2000, 223-230.)

chungen waren, hat auch eine *in vitro* Studie mit entnommenen Krebszellen von Mäusen und Menschen bestätigt. Die Forscher von der Emory University (Atlanta, Georgia, USA) und Kennesaw State University (Kennesaw, Georgia, USA) sind zu folgendem Schluss gekommen: „Das Krebsmittel UKRAIN übt seine zytotoxische Wirkung gegen sowohl murine (Maus) als auch humane Brustkrebszelllinien auf eine dosis- und zeitabhängige Weise aus. Noch Wochen nach der Inkubation mit UKRAIN behielten die Tumorzellen ein vermindertes Proliferationsvermögen. Unsere Daten deuten darauf hin, dass UKRAIN wirksam in der Behandlung von Brustkrebs sein könnte, bedingt durch seine kurzfristig und auch langfristig hemmende Wirkung auf das Überleben und die Proliferation der Tumorzellen."

Diese Aussage wurde aufgegriffen und präsentiert von der *National Science Foundation (NSF)*. Sie ist eine unabhängige Bundesbehörde, die 1950 vom US-Congress geschaffen wurde „um den wissenschaftlichen Fortschritt zu fördern, nationale Gesundheit und Wohlstand anzuheben..." Wenn diese US-Behörde zu solch einer Aussage über die Wirkung von UKRAIN kommt, dann wird das in wissenschaftlichen Kreisen weltweit sehr ernst genommen – aber nicht in Deutschland...[13]

Blasenkrebs (Urothelkarzinom)

Es wird ein Fall von erfolgreicher Behandlung bei Blasenkrebs beschrieben. Die Autoren berichten über eine langfristi-

---

13 E.N. Bozeman, H. Mohammadi, R. Shashidharamurthy, D. Daniels, P. Selvaraj. *Analysis of the short-term and long-term in vitro cytotoxic effects of the anticancer drug Ukrain in breast cancer models.* American Association for Cancer Research 102nd Annual Meeting, April 2-6, 2011, Orlando, Florida, abs. 5433.

ge Heilung und verbesserte Lebensqualität des Patienten.[14]

In einer weiteren Studie mit Blasenkrebs-Patienten wurde bei 3 Teilnehmern volle Beschwerdefreiheit während 6-monatiger UKRAIN-Therapie beobachtet. Biochemische Untersuchungen haben ergeben, dass UKRAIN dabei auf günstige Weise den Aminosäurenstoffwechsel beeinflusst.[15]

Hautkrebs (malignes Melanom)

Ein „malignes Melanom" ist ein hochgradig bösartiger Tumor der Pigmentzellen (Melanozyten) unserer Außenhaut. Häufig entstehen früh Metastasen, die über Lymph- und Blutbahnen an anderen Körperstellen auftreten. Diese Form von Hautkrebs ist die am häufigsten tödlich verlaufende Hautkrankheit mit weltweit stark steigender Anzahl an Neuerkrankungen. Die erste Publikation über die Anwendung von UKRAIN bei Hautkrebs beschreibt das Erreichen voller Beschwerdefreiheit bei einer Patientin, die bereits mit Lungenmetastasen zu kämpfen hatte.[16]

---

14 Kadan P., Korsh O.B., Hiesmayr W. *Ukrain in the Treatment of Urethral Recurrent Carcinoma (Case Report).* Drugs Exptl. Clin. Res., Vol. XXII (Suppl.), 1996, 199 - 202.

15 Uglianitsa K.N., Nechiporenko N.A., Nefyodov L.I., Brzosko W.J. *Ukrain therapy of stage T1N0M0 bladder cancer patients.* Drugs Exptl. Clin. Res., XXIV (5/6), 1998, 227-230.

Uglyanitsa K.N., Nefyodov L.I., Nowicky J.W., Brzosko W.J. *The effect of Ukrain on cancer of the urinary bladder.* 17th International Cancer Congress, Rio de Janeiro, August 24-28, 1998, Monduzzi Editore, 1065-1068.)

(Nefyodov L.I., Uglyanitsa K.N., Nechiporenko N.A., Smirnov V.Y., Brzosko W., Karavay N.L. *New biochemical mechanisms of the anticancer effect of Ukrain in the treatment of cancer of the urinary bladder.* Drugs Exptl. Clin. Res., XXVI (5/6), 2000, 195-199.)

16 Stabuc B., Benedicic D. *Ukrain with Chemotherapy in Malignant Melanoma (Case Report).* Drugs Exptl. Clin. Res., Vol. XXII (Suppl.), 1996, 159-162.)

Eine weitere lang beobachtete Fallgeschichte mit bösartigem Hautkrebs zeigte, dass selbst nach mehr als 10 Jahren kein Rückfall auftrat – UKRAIN machte es möglich. Zu Beginn der Therapie mit UKRAIN waren bereits Lebermetastasen vorhanden und im Urin wurde Melanin ausgeschieden.

Gehirntumore

UKRAIN wird auch erfolgreich in der Behandlung von Gehirntumoren angewendet. Dass unter UKRAIN-Einfluss krankes Tumorgewebe von gesundem Gehirngewebe leichter abgegrenzt werden kann, ist in diesem Bereich besonders wichtig.[17]

Bösartige gynäkologische Tumore

Über die erfolgreiche Anwendung von UKRAIN bei Eierstockkrebs berichtet eine *in-vitro*-Studie vom *National Cancer Institute* (Bethesda, Maryland, USA). Die Studie bewies, dass UKRAIN alle getesteten Eierstockkrebszellen vernichtete. Andere Autoren berichteten auch von guten Ergebnissen bei der Behandlung von Zervixkarzinomen.[18]

---

17 Steinacker J., Kroiss T., Korsh O.B., Melnyk A. *Ukrain Treatment in a Frontal Anaplastic Grade III Astrocytoma (Case Report)*. Drugs Exptl. Clin. Res., Vol. XXII (Suppl.), 1996, 203-206.

Steinacker J., Korsh O.B., Melnyk A. *Ukrain Therapy of a Recurrent Astrocytoma of the Optic Nerve (Case Report)*. Drugs Exptl. Clin. Res., Vol. XXII (Suppl.), 1996, 207 - 210.)

18 National Cancer Institute, National Institute of Health: Developmental Therapeutics Program. *NSC 631570: results of the Human Cell Line Screen*. Available at www.dtp.nci.nih.gov.

Pengsaa P, Wongpratoom W, Vatanasapt V, Udomthavornsuk B, Mairieng E, Tangvorapongchai V, Pesi M, Krusan S, Boonvisoot V, Nowicky JW. *The effects of thiophosphoric acid (Ukrain) on cervical cancer, stage IB bulky*. Drugs Exptl. Clin. Res., XVIII, 69, 1992.

Kroiss T., Melnyk A., Korsh O.B. *Ukrain Treatment in Carcinoma of the Cervix (Case Report)*. Drugs Exptl. Clin. Res., Vol. XXII(Suppl.), 1996, 183 - 186.

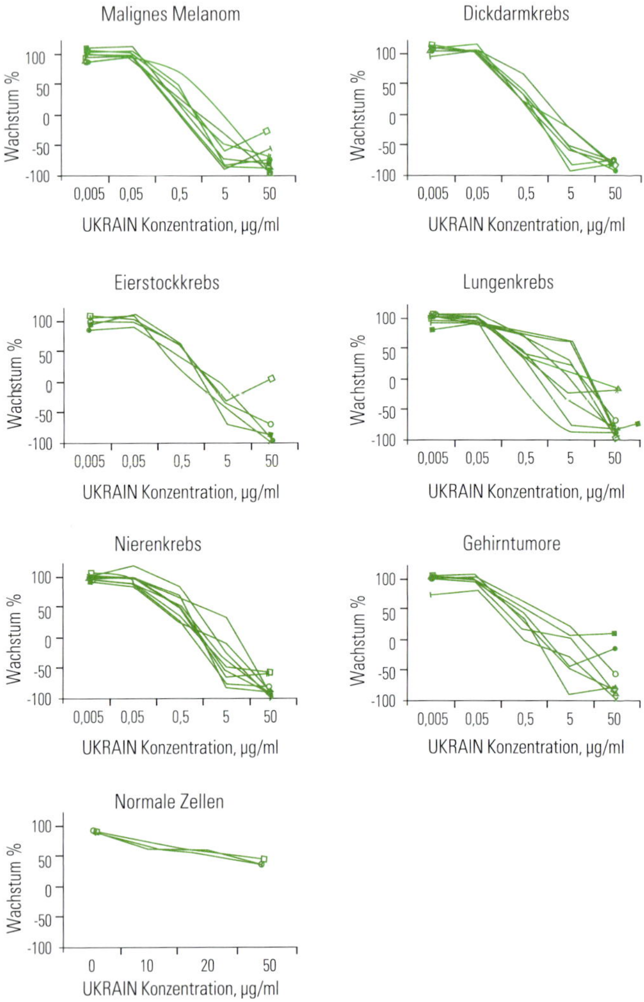

Ergebnisse der UKRAIN-Studie am National Cancer Instittue, Bethesada, Maryland, USA. Die Wirkung der Ukrain-Behandlung auf 60 verschiedene menschliche Krebszellen (solide Tumoren).

Seltene Tumore

Neben häufigen bösartigen Tumorarten gibt es seltenere Krebserkrankungen wie z.B. die Sarkome. Sie stellen für die Therapie eine große Herausforderung dar, denn sie sind oft resistent gegenüber herkömmlichen Behandlungsformen wie Chemo- und Strahlentherapie.

Sarkome

Sarkome sind sehr viel seltener als Karzinome. Sie haben ihre Ausgangsbasis meistens im Stützgewebe, also entweder im Bindegewebe, in den Knochen, Knorpeln, Muskeln oder im Fettgewebe. Man geht davon aus, dass nur etwa 1% aller Krebserkrankungen beim Menschen zu der Gruppe der Sarkome gehören.

Das Ewing-Sarkom entsteht durch einen Tumor, der vom Knochenmark ausgeht. Es kann am gesamten Skelett auftreten. Besonders häufig sind jedoch Beine, Beckenknochen, Schulterblatt und Rippen betroffen. Die daran erkrankten Kinder sind in der Regel zwischen 10 und 15 Jahren alt, oder darunter. Von einer solchen jungen Patientin berichtet folgende Krankengeschichte:

Unter 203 austherapierten Patienten einer Studie befanden sich 14 betroffene Kinder. Diese Kinder hatten fast alle Knochenkrebs (Ewing Sarkom). Nach herkömmlicher Meinung gab es für sie keine Überlebenschance. Bei 8 von ihnen konnte durch die UKRAIN-Behandlung zunächst ein voller Wachstumsstillstand des Tumors erreicht werden. Vier Kindern konnten mit dem Schöllkrautprodukt völlig gesund werden. Bei drei weiteren Kindern konnte eine teilweise Verbesserung festgestellt werden. Einem Kind konnte nicht geholfen werden.

Mädchen mit bösartigem Knochenmarkstumor

Bei einem 9-jährigen Mädchen aus Polen wurde Knochenkrebs (Ewing Sarkom) diagnostiziert. Es hatte im November 1983 nach einer leichten Verletzung starke Schmerzen im rechten Kniegelenk. Das Röntgenbild zeigte einen Krebsherd im rechten Wadenbein. Die junge Patientin bekam Chemotherapie und Bestrahlung – ohne dass das Tumorwachstum aufgehalten werden konnte. Nach vielen weiteren Bemühungen der Ärzte wurde das Mädchen schließlich als hoffnungsloser Fall nach Hause geschickt.

Die verzweifelten Eltern hofften, dass vielleicht die erfahrenen Ärzte im Wiener St. Anna Kinderspital helfen könnten. Nach weiteren Untersuchungen mussten auch diese feststellen, dass nichts mehr zu machen sei. Alle zur Verfügung stehenden Therapien waren bereits erfolglos durchgeführt worden.

Zu diesem Zeitpunkt hörten die Eltern von dem Schöllkraut-Medikament. Am 21. Januar 1984 wurde die UKRAIN-Behandlung gestartet. Nach 6-monatiger Therapie wurde das Mädchen erneut im St. Anna Kinderspital untersucht. Zur großen Verwunderung der Ärzte war das Tumorwachstum nicht nur gestoppt, der Tumor war sogar kleiner geworden. Die Behandlung mit UKRAIN wurde fortgesetzt und alle sechs Monate im Kinderkrankenhaus überprüft. Allmählich verschwand der Tumor gänzlich. Die Röntgenuntersuchung am 31. Oktober 1990 zeigte, dass sich der zuvor zerstörte Knochen weitgehend regeneriert hatte. Trotzdem hat dies das Interesse der Ärzte nicht geweckt. Die Therapie mit UKRAIN wurde von ihnen vollkommen ignoriert.

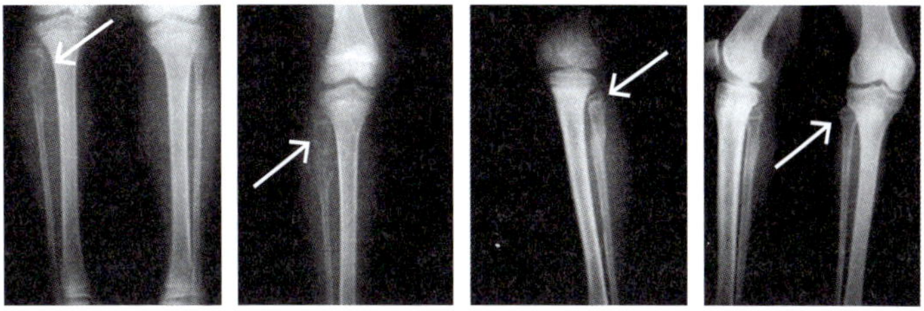

Knochenkrebs (Ewing-Sarkom), erstmalig diagnostiziert am 22. 11. 1983. Histologisch bestätigt, resistent gegen Chemotherapie und Strahlenbehandlung. Die UKRAIN-Therapie begann am 21. Jannuar 1984.

Behandlung

Im Krankenhaus wurde mit Chemo- und Kobaltstrahlentherapie behandelt. Röntgenbilder bestätigten, dass der Tumor weder auf die Bestrahlung noch auf die Chemotherapie angesprochen hatte. Die Tumormasse wuchs rasch. Einen Monat nach dem Ende der Chemotherapie wurde mit einer UKRAIN-Behandlung begonnen, (10 x 5mg i.m.), kombiniert mit örtlicher Hyperthermie. Die erste Serie der UKRAIN-Therapie bestand aus drei gleichen Behandlungsabläufen mit einer Pause von zwei Wochen dazwischen. Sechs Serien dieser UKRAIN-Behandlung wurden im Verlauf eines Jahres verabreicht.

Wiederholte Röntgenaufnahmen zeigten einen Rückgang der Tumormasse.

Ein weiteres Fallbeispiel: Im Hüftknochen eines 10-jährigen Mädchens wurde **Knochenkrebs (Ewing-Sarkom)** diagnostiziert und vom Labor bestätigt. Der Tumor reagierte weder auf die Chemotherapie noch auf die Strahlenbehandlung. Die Behandlung mit UKRAIN wurde im Oktober 1997 (mit zusätzlich lokaler Hyperthermie kombiniert) gestartet. Die Therapie erfolgte mit 15 mg UKRAIN in einer Infusionslösung von 250 ml Glukose und 5g Vitamin C. Die Behandlung wurde jeden zweiten Tag verabreicht mit einer Gesamtanzahl von 10 Therapieeinheiten. Die regelmäßigen Kontroll-MRI-Untersuchungen zeigten keine Weiterentwicklung des Tumors. Weitere Therapiezyklen bewirkten sogar eine Zurückentwicklung.

Bei einer MRI-Untersuchung 4 Jahre später, konnten keine Anzeichen eines Rückfalles oder von Metastasen festgestellt werden. Die Patientin lebt bis heute und ist tumorfrei.[19]

Studien von Wissenschaftlern an der Universität Tübingen bestätigen die Wirksamkeit von UKRAIN bei Knochenkrebs.

01.09. 1997

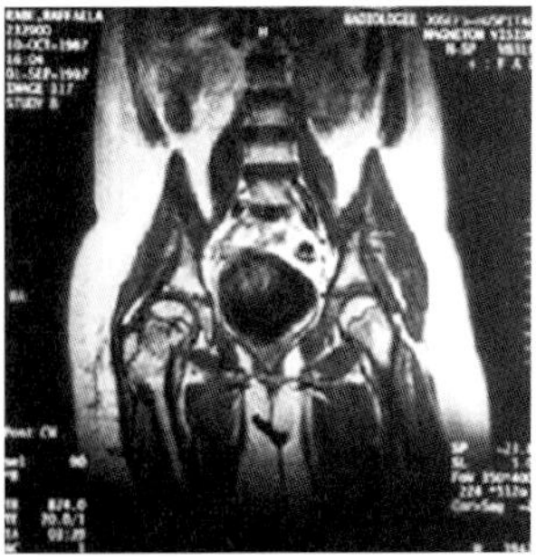

01.02.2001

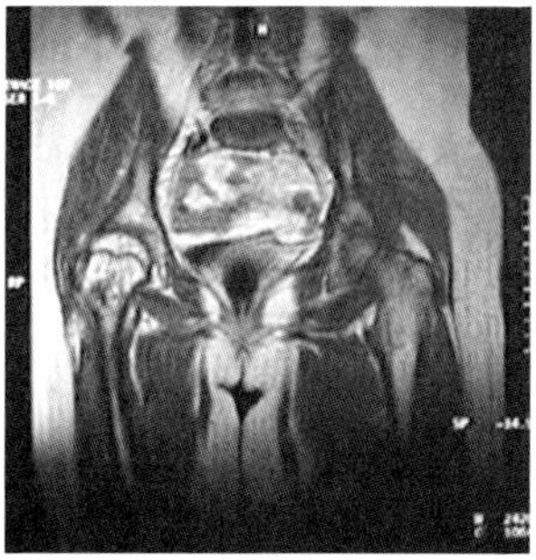

Rückbildung eines Knochenkrebs-Herdes.

19 Aschhoff B. *Ukrain and hyperthermia treatment in a patient with Ewing's sarcoma (case report).* Drugs Exptl. Clin. Res., XXIV (5/6), 1998, 241-242.

Weitere klinische Erfolge wurden dem Gesundheitsministerium wiederholt vorgelegt. Dazu gehören Berichte von Dr. Aschhoff, der eine Gruppe von austherapierten Krebspatienten behandelte. Bei ihnen standen nach einem erneuten Tumorwachstum keine weiteren therapeutischen Möglichkeiten mehr zur Verfügung. Bei der Hälfte dieser aufgegebenen Patienten erreichte Dr. Aschhoff mit Hilfe von UKRAIN eine vollständige Rückbildung der Symptome.[20]

Nierenkrebs

UKRAIN wurde für die Behandlung eines Nierenkrebspatienten angewendet, nachdem die Behandlung mit Vinblastin erfolglos war und der Tumor Metastasen verursacht hatte. Eine volle Remission wurde durch die UKRAIN Therapie erreicht, welche zur Zeit der Publikation bereits 32 Monate dauerte.[21]

Hodenkrebs

UKRAIN wurde in der kombinierten Behandlung eines Nichtseminompatienten eingesetzt und bewirkte die Besserung seiner immunologischen Befunde.[22]

---

20 Aschhoff B. *Retrospective study of Ukrain treatment in 203 patients with advanced-stage tumors.* Drugs Exptl. Clin. Res., XXVI(2000), 249-252.

21 Prokopchuk O.L., Zemskov S.V., Susak Y.M. *Ukrain treatment in a patient with metastatic renal cell carcinoma extending to the vena cava inferior. Case report.* Drugs Exptl. Clin. Res., XXVI (5/6), 2000, 257-259.)

22 Sakalo V.S., Korsh O.B., Melnyk A. *Ukrain Treatment in a Patient with Non-Seminomatous Germ-Cell Tumour of Testis (Case Report).* Drugs Exptl. Clin. Res., Vol. XXII (Suppl.), 1996, 191 - 194.

Speiseröhrenkarzinom

Die Behandlung eines Speiseröhrenkrebspatienten mit UKRAIN hat zu einer dauerhaften Remission geführt.[23]

Neuroblastom

Nach dem Scheitern der Chemotherapie wurde ein kleiner Patient mit UKRAIN behandelt. Die Tumormarkerwerte sind gefallen, die Metastasen haben auf die Therapie gut angesprochen und die Lebensqualität des Patienten verbesserte sich.[24]

Möglichkeiten und Grenzen von UKRAIN

So weit man bisher beobachten konnte, wirkt UKRAIN besonders gut bei Brust-, Prostatakrebs, Melanomen, Darm- und Bauchspeicheldrüsenkrebs. Es gibt Menschen, bei denen UKRAIN nicht so gut wirkt, was möglicherweise mit der individuellen Aufnahmefähigkeit ihrer Zellen zusammenhängt. Wovon konkret das Nichtansprechen abhängt, muss noch in wissenschaftlichen Studien erforscht werden. Ob hier der Gesundheitszustand von Leber, Darm und Hormondrüsen eine Rolle spielen könnte?

Naturgemäß sind die Heilungschancen bei jenen Patienten schlechter, die in einem fortgeschrittenen Tumorstadium die Therapie beginnen, obwohl auch bei vielen „aufgegebenen“ Kranken UKRAIN Erfolge zeigte, über die Ärzte nur staunen konnten.

---

23 Vyas J.J., Jain V.K. *Ukrain Treatment in Carcinoma of the Oesophagus (Case Report).* Drugs Exptl. Clin. Res., Vol. XXII (Suppl.), 1996, 195 - 198.)

24 Aschhoff B., *Ukrain treatment in a patient with stage IV neuroblastoma. A case report.* Drugs Exptl. Clin. Res., XXIV (5/6), 1998, 243-245.)

Was auf dem Gebiet der Krebs-Heilkunde vom Schöllkraut noch zu erwarten ist, wird aus Nowickys Worten deutlich: „Bisher wurden fast ausschließlich ‚austherapierte' Patienten mit UKRAIN behandelt, Menschen, die sozusagen zum Sterben nach Hause geschickt wurden. Und trotzdem konnten so viele geheilt werden. Wie viel mehr Menschen könnte man retten, wenn sie im Anfangsstadium der Krankheit mit UKRAIN behandelt werden könnten?"

Wie Studien am renommierten *National Cancer Institute* in Bethesda, Maryland (USA) bewiesen, war das Präparat gegen **Krebszellen bei Hirntumor, Eierstockkrebs, Bronchialkarzinom, Dickdarm- und Nierenkrebs sowie bei Leukämie und Hautkrebs in vielen Fällen erstaunlich erfolgreich.**

Insgesamt überprüfte man die Wirksamkeit von UKRAIN bei 60 Krebszelllinien mit positiven Ergebnissen.

In der Wissenschaft werden sehr gerne Studien durchgeführt, die bereits bekannte Methoden oder Medikamente mit dem diskutierten neuen Wirkstoff oder Verfahren vergleichen. Daher wurde immer wieder die herkömmliche Chemotherapie und Bestrahlung mit dem Einsatz von UKRAIN verglichen.

Schauen wir uns solche Vergleiche etwas näher an:

Chemotherapie im Vergleich mit der UKRAIN-Therapie

Wie im ersten Kapitel bereits beschrieben, werden bei einer Chemotherapie mit Zytostatika nicht nur die krebsartigen Zellen, sondern auch viele gesunde Zellen zerstört. Dies betrifft neben den Schleimhautbereichen und den Haaren auch die Leber – unser wichtigstes Entgiftungsorgan. Die Begleiterscheinungen einer Behandlung mit Zytostatika sind bekannt und gefürchtet: Vielen Patienten fallen die Haare aus, bei manchen aggressiven Präparaten sogar die Fingernägel und die Zähne. Dazu gesellen sich schwere Übelkeit und Kraftlosigkeit. Die Nebenwirkungen sind so gravierend, dass viele Patienten mehr Angst vor der „Chemo“ haben, als vor dem Krebs selbst.

Und wie sieht das bei einer UKRAIN-Therapie aus?

Stellen wir die pflanzliche Krebsbehandlung mit UKRAIN einer traditionellen Chemotherapie gegenüber: UKRAIN greift nur die Krebszellen an, die gesunden Zellen werden eher gestärkt! Die Patienten fühlen sich wohler und werden stabiler. Es tritt kein Haarausfall auf, keine Übelkeit und keine sonstigen negativen Nebenwirkungen.

An Kliniken durchgeführte Vergleichsstudien erbrachten jedenfalls deutlich bessere Ergebnisse bei UKRAIN-Therapien als bei Behandlungen mit herkömmlichen Zytostatika.

Am Uniklinikum in Ulm (Deutschland) wurde eine streng kontrollierte, umfangreiche Studie an 90 Patienten mit inoperablem Bauchspeicheldrüsenkrebs in fortgeschrittenem Stadium durchgeführt. Dafür teilten die Arzte die Krebskranken in 3 Gruppen:

Die erste Gruppe erhielt eine herkömmliche Chemotherapie, die zweite wurde allein mit UKRAIN therapiert und die dritte Gruppe erhielt zuerst eine herkömmliche Chemotherapie, gefolgt von einer Behandlung mit UKRAIN.

Sechs Monate später, nach alleiniger Chemotherapie waren aus der ersten Gruppe nur noch 26% dieser Patienten am Leben. Bei der UKRAIN-Gruppe lebten noch 65% der Patienten. Bei jenen Kranken, die Chemo mit UKRAIN kombiniert erhielten, waren noch 74% am Leben. (Die Untersuchung der Lebensqualität dieser Betroffenen-Gruppen wäre auch sehr interessant!)

Nach Abschluss der Studie wurden die Probanden weiter

beobachtet. Es zeigte sich, dass die UKRAINMonotherapie (alleinige Gabe von UKRAIN ohne Chemo) eine deutliche Verlängerung der Lebenszeit im Vergleich zur reinen Chemotherapie brachte. Auch die Kombinationstherapie von Chemo+UKRAIN erwies sich, auf längere Zeit gesehen, gegenüber der UKRAIN-Monotherapie als nicht vorteilhafter – aber sehr viel teurer.

Studie mit 74 Prostatakrebs-Patienten

Die Klinik Villa Medica im deutschen Edenkoben führte eine Verlaufsstudie mit 74 Prostatakrebspatienten durch, die als „austherapiert" galten. Im Rahmen einer kontrollierten Studie wurden sie mit UKRAIN und teilweise gleichzeitig mit lokaler Hyperthermie behandelt (Erwärmung der vom Krebs betroffenen Bereiche auf Fieberniveau). Dabei konnte bei 73% der Kranken eine volle und bei 22% eine teilweise Rückbildung des Tumors festgestellt werden. Nur bei 5% zeigte die Behandlung keinen Effekt.

Studie mit 363 Patienten mit 47 Krebsarten

In der gleichen Klinik wurden von September 1997 bis Januar 2003 insgesamt 363 Patienten mit 47 verschiedenen Krebsarten mit dem Präparat UKRAIN behandelt. Es handelte sich durchwegs um Kranke, für die keine Therapie mehr zur Verfügung stand und die als „austherapiert" galten. Umso erstaunlicher erschienen die Erfolge mit dem Schöllkraut-Medikament: Bei 75% der Hodenkrebspatienten, bei 66,6% der Kranken mit Hirntumor, bei 60% der Behandelten mit Neuroblastom (Tumorerkrankung im Kindesalter), bei 50% mit Harnblasenkrebs und bei 31% der Brustkrebspatientinnen kam es zum gänzlichen Verschwinden der Tumore.

Vergleich von Chemo- und Strahlentherapie mit reiner UKRAIN-Therapie

In einer Studie an der *Nationalen Medizinischen Universität in Kiew* (Ukraine) stellte man 48 Patienten die mit UKRAIN behandelt wurden genauso vielen Chemo- und Strahlentherapie-Patienten (48) gegenüber. Ergebnis: Nach 21 Monaten waren in der UKRAIN-Gruppe noch 78% der Patienten am Leben und in der Chemo-Strahlen-Gruppe lebten noch 33% der Patienten. Was für ein Unterschied!

Im *Onkologiezentrum Donetsk* (Ukraine) führte man eine Studie mit 48 Mastdarm-Krebspatienten durch. 24 Betroffene erhielten Strahlen- und Chemotherapie. In der Vergleichsgruppe wurden 24 Patienten mit dem Medikament UKRAIN behandelt. Nach zwei Jahren erlitten 33% der Chemo-Strahlen-Gruppe einen Rückfall. Bei der UKRAIN-Gruppe waren es nur 16,7%. 12 Jahre nach der Veröffentlichung dieser ersten Zahlen sind noch 18 von 24 Patienten (75%) aus der UKRAIN-Gruppe am Leben.

Die überzeugendsten Erfolge verbucht man bei Prostatakrebs. Bei 70%(!) aller mit UKRAIN behandelten Patienten konnte man eine vollständige Rückbildung des Tumors feststellen.

Mehr als 40 Veröffentlichungen dokumentieren die Behandlung von über 750 Patienten, von denen 332 in kontrollierten klinischen Studien mit UKRAIN behandelt wurden. Alle Forscher bestätigen die Wirksamkeit und Unbedenklichkeit des Krebsmittels. Diese Ergebnisse wurden mittlerweile mehrfach bei wichtigen Kongressen der medizinischen Fachwelt präsentiert.

Weltweite Zusammenarbeit mit Kliniken

Laut einem Erfahrungsbericht des Krebszentrums *Integrated Medical Specialists* in Georgia, USA, erkranken jährlich an die 34.000 Menschen an Bauchspeicheldrüsenkrebs. Nur drei Prozent überleben. Ausgehend von den gewaltigen Nebenwirkungen der Chemotherapie startete man die Behandlung mit UKRAIN. Ergebnis: Die meisten dieser Patienten, die von Krankenhäusern zum Sterben nach Hause geschickt wurden, lebten länger als drei Jahre nach der UKRAIN-Behandlung. Schon während der Therapie hatten die Patienten weniger Schmerzen, die Gelbsucht verschwand, der Tumor schrumpfte, der Appetit kam wieder, Gewicht und Lebensqualität nahmen zu. „UKRAIN wurde uns von Gott gesandt", sagten die Patienten.

Dr. Nowicky hat mittlerweile viele wertvolle Erfahrungen mit einer weltweiten Zusammenarbeit gemacht.

Dazu gehören z.B.:

- *Krebsforschungsinstitut National Cancer Institute Bethesda*, USA
- *General Medicine FMH*, Kilchberg, Schweiz
- *DMU (Dipartimento di Morfologia Umana)* in Mailand, Italien
- *Kunlabori Health* in Göteborg, Schweden
- *The Dove Clinic for Integrated Medicine*, Hampshire, Großbritannien
- *National Medical University* in Kiew, Ukraine
- *Complementary Medicine, Peninsula Medical School University of Exeter & Plymouth*, Großbritannien

Klinik-Ärzte berichten

In Fachkreisen wird weltweit bereits viel mit UKRAIN gearbeitet. Einige Referenzen sollen hier namentlich aufgeführt werden:

Der portugiesische **Arzt Prof. Serge Jurasunas**, Mitglied der amerikanischen Gesellschaft für integrative Onkologie (*Society of Integrative Oncology*) berichtet über seine 20-jährige Arbeit mit UKRAIN an Kliniken: „Ausgehend von meiner großen Erfahrung mit Krebspatienten (einschließlich solcher im fortgeschrittenen Stadium) bescheinige ich, dass sich UKRAIN als eines der wirksamsten Heilmittel gegen Krebs erwiesen hat. Wir haben das Präparat bei Lebertumoren und Bauchspeicheldrüsenkrebs mit Metastasen eingesetzt und erreichten signifikante Ergebnisse durch das völlige Verschwinden von Tumoren und Metastasen.“ Nachdem Chemotherapien vielfach versagen, testet man in den USA zunehmend Wirkstoffe aus der Natur.

Aleksejus Mickonas (*Onkologisches Institut der Universität Vilnius* in Litauen) arbeitete bereits seit 15 Jahren mit Krebspatienten, als er von UKRAIN hörte. Kurz darauf erkrankte seine Mutter an Lymphdrüsenkrebs und UKRAIN wurde als Therapie verabreicht. Die Heilung seiner Mutter war für den Wissenschaftler eine Motivation für die weitere Forschungen.

Mickonas berichtete von einem besonders bemerkenswerten Fall aus dieser Zeit. Es handelte sich um eine 48-jährige Frau mit Zungenkrebs. Der Tumor war so groß, dass die Entfernung der halben Zunge als „letzte Rettung“ gesehen wurde. Für die betroffene Frau kam das nicht in Frage – sie musste im Beruf viel sprechen. So beschloss man eine UKRAIN-Therapie durchzuführen. Nach nur zwei Monaten war der Tumor so geschrumpft und abgekapselt, dass man ihn operativ entfernen konnte. Die Patientin war danach weder im Sprechen und Schlucken noch in ihrer beruflichen Karriere behindert.

Dr. Thomas Kroiss (Allgemeinmediziner in Wien) berichtet, dass er sich im Rahmen der Behandlung von Krebspatienten seit 16 Jahren mit dem Medikament UKRAIN beschäftigt. Der Arzt bestätigt, dass der Allgemeinzustand und die Lebensqualität der Patienten sich nach dem Einsatz von UKRAIN oft verbessert. **Unabhängig von der Entwicklung der Tumormarker** (die von Krebszellen produzierten Moleküle) ergab sich eine geschätzte Lebensverlängerung bei gestiegener Lebensqualität. Das beste Argument aus der Sicht eines Arztes ist es, dass die Patienten aus eigenem Interesse wiederkommen, um die Behandlung nach einer Anwendungspause wieder zu beginnen. Sie sagen, dass es ihnen gut getan hat, meint Dr. Kroiss in seinem Bericht und betont: „Ich habe die Erfahrung gemacht, dass man damit in der Lage ist, bösartige Tumore von geringer Ausdehnung derart zu behandeln, dass sie nicht wiederkommen und dass bei der Behandlung – die richtige Dosierung vorausgesetzt – in 99 Prozent der Fälle keine Nebenwirkungen vorhanden waren."

Univ. Prof. Dr. Pavel Mäsiar (Bratislava / Slowakei) erklärt: „Ich bin der Meinung, dass man mit keiner herkömmlichen Chemotherapie ähnliche Erfolge wie mit UKRAIN erzielen kann". Unter Bezug auf den geschilderten Fall von Darmkrebs bei Frau Hedwig Jakob, verweist Mäsiar auf eine seiner Patientinnen, die eine ähnliche, noch kompliziertere Diagnose hatte. Er beobachtete, dass die Patientin schon nach der zweiten Injektion guter Laune war, Appetit bekam und ihr Zustand von Tag zu Tag besser wurde:

Dr. Peter Kadan (Allgemeinmediziner in Wien) schreibt über seine Erfahrungen mit dem Schöllkraut-Präparat: „Im Laufe der Jahre habe ich zahllose Fälle von Tumorerkrankungen mit UKRAIN behandelt.

Bei Anwendung der richtigen Dosis über ausreichend lange Zeit (mehrere Monate, teilweise länger als ein Jahr) ließen sich in vielen Fällen (jedenfalls mehr als 50 Prozent) Erfolge hinsichtlich Tumorstillstand und teilweise sogar Rückgang erzielen. Zwei gut dokumentierte Fälle von Rückbildung von Lungenmetastasen und Ausheilung eines Blasentumors wurden von mir schon zur Publikation weitergeleitet. Vielfach wurden Patienten bereits in fortgeschrittenem Tumorstadium behandelt. Da in diesen Fällen naturgemäß eine ungünstige Prognose besteht, finde ich es sehr bemerkenswert, dass bei der überwiegenden Anzahl der Patienten eine beträchtliche, über die erwartete Prognose hinausgehende Lebensverlängerung mit gleichzeitiger Steigerung der Lebensqualität erzielt werden konnte: Die Betroffenen hatten deutlich weniger Schmerzen und fühlten sich kräftiger. Oft nahmen bereits bestehende Schmerzen im Lauf der Behandlung ab. UKRAIN hat definitiv eine tumorhemmende Wirkung."

Dr. Thomas Matschurat (Allgemeinarzt aus Gräfelfing in Deutschland) hat sich auf Naturheilverfahren spezialisiert. Er behandelte Patienten mit verschiedenen Tumorarten in unterschiedlichen Stadien der Krankheit. Er bestätigt, dass die Verträglichkeit des Präparates in allen Fällen gut war und keine weiteren Belastungen für die behandelten Patienten darstellte: „Die UKRAIN-Behandlung diente in allen Fällen dem besseren Allgemeinbefinden der Patienten. Bemerkenswert ist, dass von 18 Krebspatienten, die ich in den vergangenen zwei Jahren mit Ukrain behandelte, nur drei verstarben."

Bei einigen wuchs der Tumor nur langsam, bei manchen kam das Tumorwachstum zum Stillstand und bei drei Patienten verschwand der Tumor. Matschurat erinnert sich an einen Fall von einer Patientin, die an Dickdarmkrebs erkrankt war. Sie wurde operiert und bestrahlt. Im Anschluss erhielt diese Frau eine UKRAIN-Behandlung in Kombination mit Vitamin C, Spurenelementen etc. Unter dieser Behandlung ist die Patientin nach zwei Jahren stabil und ohne Rückfall. Nach Angaben der involvierten Onkologen ist die Patientin z.Z. tumorfrei. „Ich bin der Meinung“, sagt Matschurat, „dass dieses Behandlungsergebnis vorwiegend durch die Anwendung von UKRAIN zu erklären ist.“

Dr. Uta Konstantopoulos (Allgemeinärztin in Graz, Österreich) schreibt: „Ich stellte fest, dass UKRAIN ausgezeichnet vertragen wird. Bei einigen Patienten habe ich einen eindeutig positiven Einfluss auf den Verlauf der fortgeschrittenen Erkrankung gesehen.“ Sie erzählt von einem als aussichtslos und nicht mehr therapierbar eingestuften Patienten mit einem inoperablen Krebsgeschür im Gallengang und Lebermetastasen. Nachdem der Patient aus dem Krankenhaus ohne weitere Behandlungsempfehlung nach Hause geschickt wurde, begann er eine UKRAIN-Therapie. Sieben Monate später befand sich der Patient in einem ausgezeichneten Allgemeinzustand und absolvierte eine Wanderwoche und zwei Fernreisen.

Dr. Omar Abu-Dayeh (Kreisarzt in Steinbrunn, Österreich): „Bei meinen Beobachtungen stellte ich fest, dass das Mittel UKRAIN eine wirkliche Hilfe darstellt und eine positive Ergänzung zu anderenBehandlungen ist. Neben dem zu erzielenden Tumorrückgang ist zu vermerken, dass sich die Patienten während und nach der Behandlung wohlfühlen und ihr

Leben lebenswert geworden ist." Er berichtet über insgesamt zwölf Patienten, von denen sich zehn Betroffene (nach einer Therapie mit dem Schöllkraut-Präparat) in gutem bis ausgezeichnetem Zustand befinden. Bei einer Patientin mit der Diagnose **Leukämie** waren nach der UKRAIN-Therapie sämtliche Lymphknoten abgeschwollen. Eine an **Brustkrebs** erkrankte Frau erhielt 31 Ampullen Ukrain, wonach sich die Tumormarker normalisierten. Die Patientin fühlte sich ausgezeichnet. Keine Metastasen fanden sich bei einer weiteren Patientin mit **Drüsenkrebs**, deren Allgemeinzustand nach der Behandlung als „bestens" bezeichnet wurde, die Tumormarker sanken in den Normbereich. **Lymphdrüsenkrebs** (Non-Hodgkin Lymphom) im bedenklichen Stadium IV diagnostizierten die Ärzte bei einer Patientin, die sich nach der anschließenden UKRAIN-Therapie in einem deutlich besseren Allgemeinzustand befand und bei der die vergrößerten Lymphknoten nicht mehr nachweisbar waren. Nach einer neunmonatigen UKRAIN-Therapie konstatierte man bei einem **Magenkrebskranken** Laborwerte im Normbereich. Es gab keine Anhaltspunkte für Metastasen. Auch die Magenuntersuchung selbst ergab einen völlig unauffälligen Befund.

„Ich verwende seit sieben Jahren UKRAIN in meiner Praxis", berichtet die Wiener HNO-Fachärztin **Dr. Grazyna Nowicki** (keine Verwandtschaft zu UKRAIN-Entdecker Nowicky). „Die meisten der etwa 15 Patienten, die ich persönlich behandelt hatte, waren austherapierte Fälle. Sie waren von den behandelnden Onkologen aufgegeben worden und suchten deshalb verzweifelt eine weitere Therapiemöglichkeit. Vorauszuschicken ist, dass bei allen diesen Patienten nach den ersten UK-

RAIN-Injektionen eine unerwartete subjektive und objektive Verbesserung eintrat – sowohl des physischen als auch des psychischen Zustandes. Dies war keinesfalls als Placeboeffekt zu definieren." Die Patienten verbesserten ihre Ess- und Schlafgewohnheiten, berichteten über weniger Schmerzen, sodass in vielen Fällen die Gaben von starken Schmerzmitteln überflüssig wurden.

An konkreten Fällen nennt Frau Nowicki eine 66-jährige Frau, die an einem **bösartigen Melanom** am Unterschenkel erkrankt war. Mit massiven Lymphschwellungen am Bein und Metastasen in Großhirn und Rückenmark wurde sie aus dem Krankenhaus entlassen. Nach der dritten UKRAIN-Behandlung bildeten sich der massive Primärtumor und das Lymphödem zurück. Der Primärtumor konnte daraufhin operiert werden, die Metastasen im Zentralnervensystem wurden kleiner. Nach der siebten Therapie waren keine Metastasen mehr nachweisbar. Bei einer Nachuntersuchung drei Jahre später war die Patientin immer noch tumorfrei, fühlte sich gesund und beschwerdefrei.

Eine 67-jährige Patientin mit **Brustkrebs** und **Lungenmetastasen** mit Wassereinlagerungen in Lunge und Bauchhöhle befand sich in einem bedauernswerten Zustand. Nach der dritten UKRAIN-Therapieserie stellte man im Krankenhaus das Verschwinden sämtlicher Tumore, Metastasen und Flüssigkeitsansammlungen fest.

Von einer besonders raschen Reaktion berichtete die Ärztin bei einem 30-jährigen Mann mit einem mehr als faustgroßen **Non-Hodgkin** Tumor in der Halsregion. Nach der sechsten UKRAIN-Injektion war der Tumor innerhalb von nur zwei Wochen auf zwei Drittel seines Volumens geschrumpft.

5

„Nebenwirkungen" von UKRAIN

Jeder Wirkstoff hat ein mehr oder weniger breites Spektrum von Eigenschaften. Manchmal werden zusätzliche Möglichkeiten eines Wirkstoffes erst in der Erprobungsphase oder bei einer ausgedehnten Anwendung sichtbar. So hat man im Laufe der Zeit hochinteressante Beobachtungen gemacht, die für UKRAIN noch ungeahnte Zukunftsperspektiven beinhalten können.

UKRAIN als Lebertherapeutikum?

Bei vielen Krebspatienten geht der Krebsdiagnose eine lange Zeit der Leberbelastung voraus. Ob das außerordentliche Stressphasen mit schlechter, einseitiger Ernährung waren, ob gesundheitsgefährdende Xeno- oder Pillenhormone eine Rolle gespielt haben oder ob Trauma und seelische Notlagen bewältigt werden mussten – immer ist die Leber überlastet. Alkohol, Verfettung und Übersäuerung müssen hier ebenso erwähnt werden. Es ist im Einzelfall oft schwer zu beurteilen, was letztlich Auslöser einer Tumorerkrankung war. Aber es ist bekannt, dass Leber, Darm und Nieren (inkl. Nebennieren) viele Möglichkeiten der Krebsabwehr parat haben – solange sie gesund und funktionstüchtig sind. Spätestens die Standard-Krebsbehandlung mit Chemotherapieeinheiten und anschließender Medikation bedeuten eine Stresszeit, die jeden Körper an den Rand von massiven Organkrisen bringt – besonders gefährdet ist die Leber!

Die Ausgangsstoffe vom Schöllkraut sind für die Leber giftig. Daher wurde bei der Erprobung von UKRAIN in besonderer Weise dieser Aspekt gründlich untersucht. Das Ergebnis war erstaunlich! UKRAIN belastet die Leber keineswegs – im Gegenteil! Man fand heraus, dass es sich in hervorragender Weise auch als Lebertherapeutikum eignet – sogar in extremen Fällen! Herausgreifen wollen wir hier die Hepatitis C, als sehr ernste Lebererkrankung.

Positive Wirkung von UKRAIN auf die Leber
(Bekämpfung von Hepatitis C)

Aus Rückmeldungen einiger Kliniken geht hervor, dass bei der Behandlung von Krebs durch UKRAIN auch Hepatitis C (oft einhergehend mit Tumorerkrankungen) geheilt werden konnte.

Wissenschaftler aus St. Petersburg haben die antiviralen Eigenschaften von UKRAIN bei Patienten mit Hepatitis C untersucht. Sie konnten nachweisen, dass UKRAIN (in der jeweils optimalen Dosierung) bei 40 von 56 Patienten (80%!) das Hepatitis-Virus im Blut verschwinden ließ.[25]

---

25 Voltchek I., Sologub T., Nowicky J.W., Grigoryeva T., Belozyorova L., Belopolskaya M., Semenyako N., Lamanova E. *Preliminary results of individual therapy of chronic hepatitis C by Ukrain and interferon- a.* Drugs Exptl. Clin. Res., XXVI (5/6), 2000, 261-266.

Im Vergleich mit einer Interferon-Behandlung hat UKRAIN bei einer Einzeldosis von 1 mg die besten Ergebnisse gezeigt.[26]

Weitere Studien sind notwendig, um die Schöllkraut-Substanzen von UKRAIN in der Behandlung von Hepatitis C noch besser und gezielter nutzen zu können - wenn möglich noch vor einer Tumorerkrankung!

Weitere Antivirale Wirkung

Von der Wirkung des Schöllkrauts auf Warzenviren weiß die Kräuterheilkunde seit Jahrhunderten.

Denkt man ein wenig weiter, dann stellt sich die Frage, ob Schöllkraut vielleicht auch gegen andere Viren wirksam ist. Die Forscher sagen: „Ja, sehr wahrscheinlich!" Bei Grippeviren gibt es sogar konkrete Erfahrungen! Wohlgemerkt, es handelte sich dabei nicht um den ursprünglichen Schöllkrautsaft, sondern um dessen Auszüge im UKRAIN!

Die antiviralen und insbesondere die antigrippalen Eigenschaften von UKRAIN wurden in Experimenten *in vivo* bestätigt.[27]

---

26 Sologub TV, Voltchek IV, Kivisepp NA, Grigoryeva T. *Efficacy and safety of the drug Ukrain in chronic hepatitis C patients.* Int J Immunother 2003, XIX(2-4): 55-59.

27 Nowicky JW. Ukrain Antineoplastic Immunomostimulant. E09/029, NSC-631570, NSC-B238865, UKSR-222, W122, *Drugs of the Future*, Prous Science Publishers, Copyright Prous Science, 18 (11), 1015, November 1993.

Lisnyak OI, Lozjuk RM. *Biological activity of some thiophosphamide derivatives of alkaloids with respect to influenza virus.* 11th Future Trends in Chemotherapy, Interdisciplinary World Congress on Antimicrobial and Anticancer Drugs,24-27 April 1994

Pal Lozjuk RM, Lisnyak OI, Lozjuk LV. *Theoretical grounds and experimental confirmation of antiviral effect of the preparation Ukrain.* 11th Future Trends in Chemotherapy, Interdisciplinary World Congress on Antimicrobial and Anticancer Drugs, 24-27 April 1994, Palexpo Geneva (Switzerland), Abstracts: abs. 95, April 1994.

In einigen Publikationen wird sogar diskutiert, ob UKRAIN auch bei AIDS in Frage kommen könnte. Die Autoren schreiben z. B. über verbesserte immunologische Parameter nach der Therapie.[28]

UKRAIN stärkt das natürliche Abwehrsystem gegen die Entstehung von Krebs.[29]

1) 2) 3)

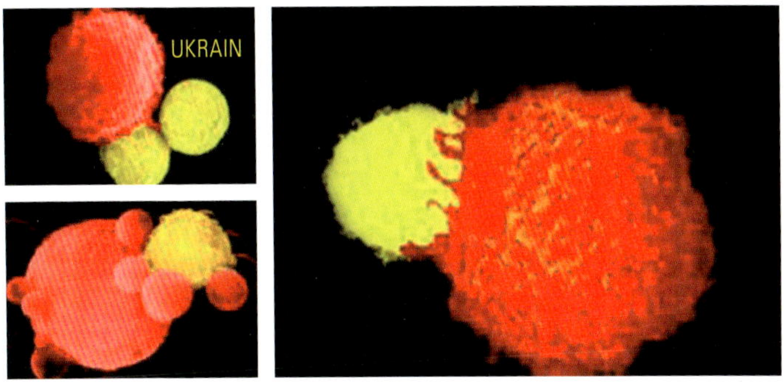

1) Beim Angriff – durch UKRAIN aktivierte Lymphozyten beginnen die Tumorzellen zu erkennen.
2) Sieg – durch UKRAIN aktivierte Lymphozyten beginnenmit der Zerstörung einer Krebszelle.
3) Der Kuss des Todes – UKRAIN aktiviert die Lymphozyten, eine Krebszelle zu töten.

Lozjuk R.M., Lisnyak O.I., Lozjuk L.V. *Theoretical Grounds and Experimental Confirmation of the Antiviral Effect of the Preparation Ukrain.* Drugs Exptl. Clin. Res., Vol. XXII (Suppl.), 1996, 141 - 146.

Lisnyak OI, Lozjuk RM. *Biological Activity of Some Thiophosphamide Derivatives of Alkaloids with Respect to Influenza Virus.* Drugs Exptl. Clin. Res., XXII (Suppl.), 1996, 153-156.

28 Voltchek I.V., Liepins A., Nowicky J.W., Brzosko W.J. *Potential Therapeutic Efficacy of Ukrain (NSC 631570) in AIDS Patients with Caposi's Sarcoma.* Drugs Exptl. Clin. Res., Vol. XXII (Suppl.), 1996, 211 - 214.

29 Prof. Dr. Andrejs Liepins Memorial University of Newfoundland Faculty of Medicine, St. John's, Newfoundland, CANADA A1B 3V6

Abkapselung von Tumoren = leichtere operative Entfernung

Speziell bei Brustkrebs und bei Hirntumoren beobachtete man noch einen weiteren Effekt: Durch UKRAIN gelingt es, die Tumore im Kopf und in der Brust zum Schrumpfen zu bringen. UKRAIN unterdrückt die Neubildung jener Blutgefäße, die den Tumor versorgen: keine Nahrung = kein Wachstum. Das Krebsgeschwür wird sozusagen ausgehungert. Es kommt zur Verkapselung der Tumore. Durch die dabei entstehende Abgrenzung vom kranken zum gesunden Gewebe wird eine operative Entfernung erleichtert.

Metastasen werden verhindert

Die Verabreichung von UKRAIN nach der Operation beugt der Wiederkehr des Tumors vor und verhindert in den meisten Fällen die Entstehung von Metastasen.

Eine der besonders großen Herausforderungen bedeuteten die Fälle von **fortgeschrittenem** Hautkrebs mit bereits gestreuten Metastasen. Trotz aller konventionellen Methoden gelang es bisher äußerst selten solche Patienten zu heilen. Kaum einer hatte eine reelle Chance, diese Krankheit 2-3 Jahre zu überleben. Mit UKRAIN konnte bereits 13 solcher Patienten dauerhaft geholfen werden. Von ihren behandelnden Ärzten wurden sie als geheilt entlassen.

Unschädliche Ortung von Krebsherden durch Autofluoreszenz

Besonders bemerkenswert war die Entdeckung, dass UKRAIN fluoresziert! Im ultravioletten Licht leuchtet es gelblichgrün. Wird es dem Patienten gespritzt, sammelt es sich schon wenige Minuten nach Verabreichung in den Krebszellen an und erleichtert so die Diagnose und Ortung – sowohl von Tumoren als auch von Metastasen im Hautbereich! Das bedeutet eine faszinierende Möglichkeit für diagnostische Zwecke! Auf diese Weise können Krebsherde im Hautbereich ohne radiologische Gefährdung sichtbar gemacht werden. Dies bedeutet eine weitere, revolutionäre Einsatzmöglichkeit von UKRAIN!

Allein diese Eigenschaft wäre Grund genug, für UKRAIN den roten Teppich auszurollen! Die Weiterentwicklung von Schöllkraut-Wirkstoffen für relativ einfache Diagnosezwecke bei Haut-Tumoren läge auf der Hand. Es ist bekannt, dass jede Untersuchung mit Röntgenstrahlen eine zusätzliche Belastung oder gar ein Auslöser für Tumore sein kann. Wäre es da nicht hochwillkommen eine weitere Untersuchungsmethode zu haben, die keine zusätzliche Belastung oder Gefahr bedeutet?

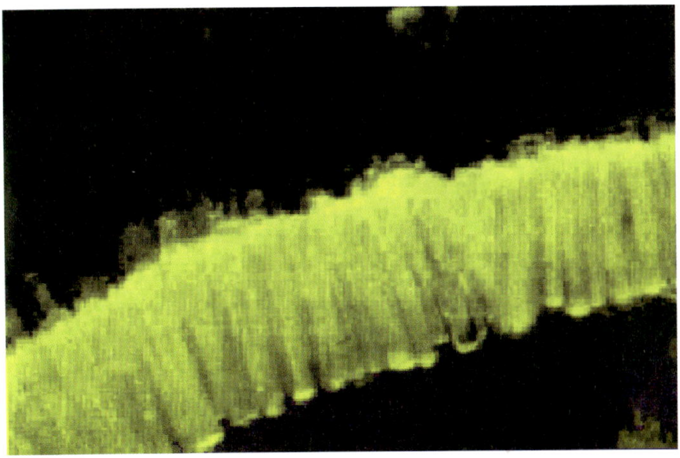

In ultraviolettem Licht fluoresziert UKRAIN im gelblich-grünen Bereich des Spektrums.

1)
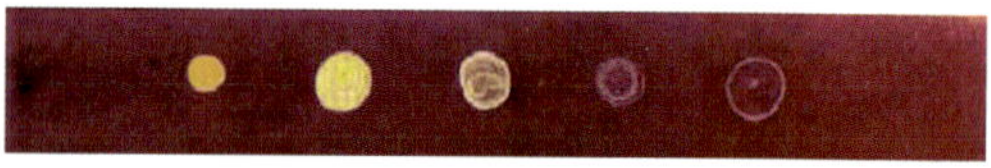

2)
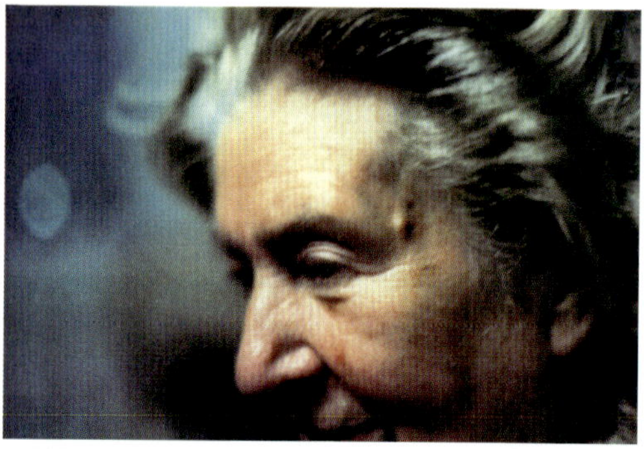

3)
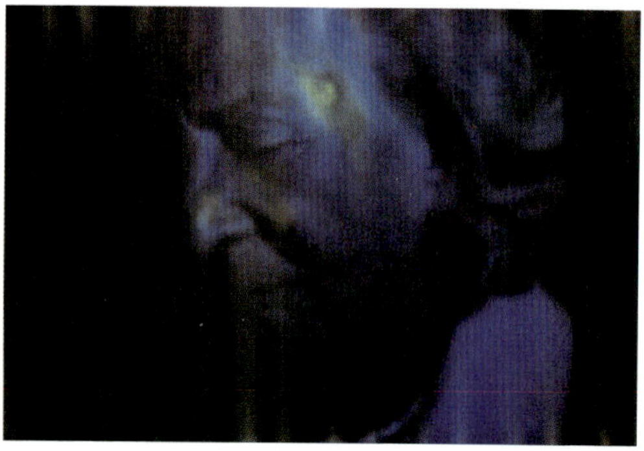

1) Tropfen von UKRAIN unter UV-Licht: Auf der linken Seite ist UKRAIN in einer Konzentration von 10 mg/ml in dest. Wasser zu sehen, danach eine Reihe von Lösungen mit einem Faktor von jeweils 10 (1 mg/ml; 0.1 mg/ml,...).
2) Patientin (82 J.) in normalem Licht. Seit 11/2 Jahren mehrere teilweise nach außen tretende Krebsherde, im Bereich zwischen Schläfe und Nase.
3) Dieselbe Patientin unter UV-Licht bei 254 nm 3 Minuten nach der ersten intramuskulären Injektion von 5 ml UKRAIN. Starkes Leuchten (Fluoreszenz) der Tumore und des umgebenden Gewebes ist sichtbar.

Für UKRAIN sind Tumorzellen das, was für den Strom die Glühbirne ist: Die Krebszelle beginnt unter dem Einfluss von UKRAIN zu leuchten – zumindest wenn man den befallenen Bereich einem UV-Licht aussetzt. An den Fotos ist schön zu sehen, dass das gesunde Gewebe rund um die Krebsherde nicht leuchtet – allein die kranken Gewebspartien heben sich deutlich ab. Äußerlich unsichtbare Tumorbereiche können so identifiziert werden und bei Behandlungsstrategien einbezogen werden. Das ist einzigartig und für die Diagnostik hochinteressant.

Theoretisch könnte man UKRAIN als pflanzliches Kontrastmittel für Tumorzellen bezeichnen.

Beim 13. Internationalen Kongress für Chemotherapie in Wien (1983) wurde dies zum ersten Mal präsentiert. Die Anreicherung von UKRAIN in den Krebszellen hängt mit der Wirksamkeit des Präparates zusammen. In dem Maß, in dem der Wirkstoff des Präparates aus dem Körper ausgeschieden wird, lässt auch die Leuchtkraft nach.[30]

1) 2) 3) 4)

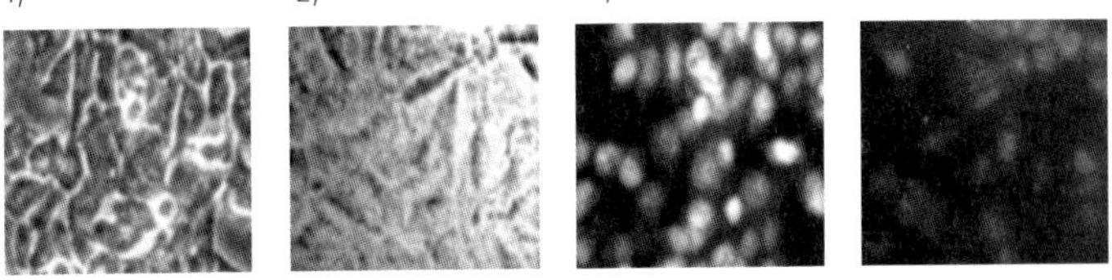

UKRAIN in Hautkrebs-Zellen, verglichen mit noch nicht entarteten Zellen (in einer Glasschale)
Phasen-Kontrast: 1) Vergrößerte Hautkrebszellen im normalen Licht (Melanom-Zellen)
2) Vorläuferzellen (Endotheliale Zellen)
Fluoreszenz: 3) Vergrößerte Hautkrebszellen unter UV-Licht nach UKRAIN-Gabe (Starke Aufnahme)
4) Schwache Aufnahme

30 Hohenwarter O. et al. *"Selective inhibition of in vitro cell growth by the antitumour drug Ukrain"* Drugs under Experimental Research (1992) S.1-4 (36)

Positive Wirkung von UKRAIN auf das Hormonsystem

Einige sehr interessante Beobachtungen wurden gemacht, wie das Hormonsystem auf UKRAIN reagiert:

„Im Blutbild hat sich die Anzahl von roten sowie weißen Blutkörperchen nicht geändert. [...] Das Geschlechtshormon Estradiol ist in einigen Gruppen gestiegen und Testosteron ist in männlichen Versuchstieren in der Gruppe mit der niedrigsten Dosierung gestiegen. In Weibchen wurde der Anstieg von Progesteron nur in der Gruppe mit höchster Dosierung beobachtet.“[31]

„UKRAIN verursachte im Tierversuch den Anstieg von Schilddrüsenhormonen bei Männchen. Bei Weibchen ist nur Trijodthyronin gestiegen und der Thyroxinspiegel blieb unverändert.“[32]

UKRAIN, das auf Krebsherde eine vernichtende Wirkung zeigt, hat demnach gleichzeitig eine unterstützende Wirkung auf Geschlechts- und Schilddrüsenhormone (also eine ähnliche Wirkung wie auf die Leber!). Diese Beobachtung deckt sich mit der Erfahrung von medizinischen Fachkräften, die mit einer natürlichen Hormonregulierung vertraut sind. Krebspatienten haben meistens einen gravierenden Mangel von wenigstens zwei Hormonbereichen oder zumindest ein deutliches Ungleichgewicht im Hormonsystem.

---

31 Jagiello-Wojtowicz E., Kleinrok Z., Feldo M., Chodkowska A., Szklarczyk V., Urbanska E.M. *Six-week treatment with Ukrain in rabbits. Part II: Serum levels of gonadal hormones.* Drugs Exptl. Clin. Res., XXIV (5/6), 1998, 301-304.

32 Jagiello-Wojtowicz E., Kleinrok Z. Feldo M., Chodkowska A., Szklarczyk V., Urbanska E.M. *Six-week treatment with Ukrain in rabbits. Part III: Serum levels of thyroid hormones.* Drugs Exptl. Clin. Res., XXIV (5/6), 1998, 305-308.

6

UKRAIN-Therapie in der Praxis

Wie kommt man zu UKRAIN?

Wie ist es möglich, dass weltweit Hunderte von Ärzten und zahlreiche Kliniken mit dem Mittel aus dem Schöllkraut arbeiten können, obwohl es in den europäischen Ländern noch nicht zugelassen ist?

Seit UKRAIN 1975 zum Patent angemeldet wurde, steht es weltweit für Therapien unter folgenden Voraussetzungen zur Verfügung: **Jeder Arzt kann laut Paragraph 8, Absatz 2 des österreichischen Arzneimittelgesetzes auch ein nicht zugelassenes Arzneimittel zur Anwendung bringen, wenn kein anderes Mittel mehr hilft und er der Meinung ist, dass dieses dem Patienten Heilung oder zumindest Linderung bringen könnte.** Diese Regelung ist in allen europäischen Ländern gleich.

Im Rahmen von Studien können auch nicht zugelassene Medikamente getestet werden, weil dies ja der Sinn von Studien ist.

Ein Patient kann UKRAIN über den behandelnden Arzt per Rezept und Apotheke beziehen. Die Krankenkassen werden sich aber in den meisten Fällen nicht an den Kosten beteiligen, solange das Medikament nicht zugelassen ist.

Dosierung und Länge der Therapie

Um die richtige Dosierung zu finden, wurde eine eigene Studie an 70 Krebspatienten durchgeführt.

Dabei wurden Herzfrequenz, Blutdruck und Körpertemperatur genauso überwacht wie das Blutbild, die klinische Chemie, Elektrolyte und das Immunsystem. Der Verlauf wurde mit Röntgenuntersuchungen, Ultraschallaufnahmen und mittels Computertomographie überwacht.

Die Ergebnisse zeigten, dass die Zerstörung der Krebszellen dosisabhängig ist. Je höher die Dosis, desto mehr Krebszellen werden vernichtet. Tumor-Zerfallsprodukte wie Aminosäuren oder Milchsäure können freigesetzt werden und kurzzeitig lokalen Schmerz auslösen, der mit örtlichen Natronpulver-Kompressen gut behandelt werden kann.

Möglicher Therapieplan

Die besten Behandlungsergebnisse wurden erzielt, wenn hohe und niedrige Dosierungen abwechselten. Durch die hohe Dosis wird der Tumor zerstört. Mit Hilfe der niedrigen Dosis werden die Tumor-Zerfallsprodukte aus dem Körper „ausgeschwemmt".

Diese Beobachtung führte dazu, dass in vielen Fällen folgender Therapiezyklus empfohlen wird:

---

1. Tag 5 mg UKRAIN (intravenös am wirksamsten)
2. Tag Pause
3. Tag 20 mg UKRAIN
4. Tag Pause
5. Tag 5 mg UKRAIN

Abwechselnd für 4 bis 6 Wochen

Bei der Gabe von 20 Milligramm und mehr, sollte Ascorbinsäure in hoher Dosierung (2–4 Gramm) unmittelbar vor der Injektion verabreicht werden, um den Ausscheidungsprozess zu beschleunigen und die Immunabwehr zu festigen.

Das ist sozusagen das Standardmaß, das bei den meisten Patienten angewendet werden kann. Andere Ärzte praktizieren einen Therapiezyklus mit 20 mg UKRAIN 3mal die Woche. Da jeder Patient verschieden reagiert, muss der Arzt über die jeweils richtige Dosis entscheiden.

Wie lange?

Die UKRAIN-Therapie sollte röntgenologisch, computertomographisch oder durch eine Blutbildprüfung begleitet werden. Es gibt Berichte über Tumorrückgänge schon nach einer zehntägigen Behandlung von stationär untergebrachten Patienten mit einer täglichen Dosis von 20 mg intravenöser Verabreichung. Die Therapiedauer richtet sich nach den Ergebnissen der begleitenden Kontrollen und ist im besten Fall mit dem Verschwinden des Haupttumors und auch der Metastasen beendet. Um Metastasen vorzubeugen wird manchmal eine vorübergehende Weiternahme von UKRAIN empfohlen.

Manche Patienten benötigen die Therapie über mehrere Monate bis zu eineinhalb Jahren lang. Besonders diejenigen Patienten, die um die Nebenwirkungen der herkömmlichen Chemotherapie wussten, betonen, wie wohl sie sich während der Behandlung fühlen. Dies liegt nicht nur daran, dass UKRAIN die gesunden Zellen des Organismus unangetastet lässt und sie sogar stärkt, sondern auch an einer Ergänzung der UKRAIN-Therapie mit weiteren unterstützenden Faktoren. Die Krebskranken erhalten z.B. zusätzlich zum Schöllkraut-

Präparat hohe Dosen an Vitamin C, das als hochwirksames Antioxydans wirkt. Wenn UKRAIN die Krebszellen vernichtet, entstehen Abfallprodukte und diese werden durch Vitamin C eliminiert. Dem Körper wird so beim Entgiften geholfen. Dies ist mit ein Grund für das Wohlgefühl, von dem immer wieder berichtet wird.

7

Auf dem Weg zur Zulassung

Bevor ein Medikament zugelassen werden kann, muss genau überprüft werden, wie es auf Organe, Psyche, Bewegungsablauf, Verdauung, Stoffwechsel und kognitive Fähigkeiten wirkt. Aus der Summe dieser Beobachtungen ergibt sich die allgemeine Aussage der Verträglichkeit und Unbedenklichkeit.

Bevor es am Menschen zur Anwendung kommt, muss es eine große Zahl an Versuchen durchlaufen, z.B. an unterschiedlichem Zellgewebe im Reagenzglas, mit Bakterien und Tieren.

Die genauen Vorgaben dazu sind von Behörden festgelegt und sollten dem Schutz von Mensch und Tier dienen. Sobald sich aber private(!) Zulassungsfirmen, Funktionäre, Chefärzte, Beamte oder Politiker mit Vorteilen und „netten Geschenken" beeinflussen lassen, kann eine Zulassung sehr schwer oder auch überraschend erleichtert werden. Ob ein Medikament zugelassen wird oder nicht, hängt keineswegs immer von der nachgewiesenen Wirksamkeit ab – leider... (Mehr dazu in Kapitel 8)

Nachdem das Schöllkrautprodukt von Dr. Nowicky immer mehr Zuspruch aus dem internationalen Klinikbereich erhielt, wurden die Behörden Österreichs aktiv! Von der Gesundheitsbehörde in Wien wurden Gutachter beauftragt, um die Schöllkrautwirkstoffe im UKRAIN einem harten Test zu unterziehen. Verantwortliche der Behörde gingen davon aus, dass diese Gutachten zu einem vernichtenden Ergebnis kommen würden. Das Gegenteil war der Fall! Die Resultate hätten nicht positiver sein können!

Zitat aus dem pharmakologischen Gutachten vom **Wissenschaftler Dr. Walter Knapp** (Wien):

„Zusammenfassend kann UKRAIN auf Basis der präklinischen Untersuchungsergebnisse ein interessantes Wirkungsspektrum bescheinigt werden, das den Einsatz in der Behandlung bösartiger Erkrankungen erfolgreich erscheinen lässt. Die akute und chronische Toxizität von UKRAIN ist gering [...].

Die Ergebnisse der präklinischen Untersuchungen belegen eine gute Verträglichkeit und lassen daher eine hohe therapeutische Sicherheit mit einem günstigen Wirkungs- und Nebenwirkungsverhältnis erwarten. Die Unbedenklichkeit von UKRAIN wird auch durch die bisher vorliegenden Erfahrungen an klinischen Anwendungen an Patienten bestätigt.“

Auch **Dr. Stefan Duma**, Anästhesiologe und klinischer Gutachter (Wien) bestätigt, dass die Ergebnisse von experimentellen und klinischen Arbeiten eine besondere Wirksamkeit der UKRAIN-Therapie bei Drüsenkrebs zeigen. Untersuchungen von Gewebeproben aus den Tumoren bei mit UKRAIN vorbehandelten Patienten beweisen, dass sich bereits nach 20 Tagen UKRAIN-Therapie ein Rückgang des Tumors nachweisen lässt. Zusammenfassend stellt Dr. Duma fest, dass UKRAIN bei der Behandlung von Krebserkrankungen deshalb wirksam ist, weil es die Eigenschaft hat, zwischen gesunden und entarteten Zellen zu unterscheiden. Er schreibt: „Die nebenwirkungsarme und immunstimulierende Wirkung könnte zur Effektivität der Tumortherapie wesentlich beitragen und die Lebensqualität der Tumorpatienten verbessern.“

Dr. Gerhard Nahler, Allgemeinmediziner und ebenfalls klinischer Gutachter in Wien, bestätigt: „Die Ergebnisse dieser wenigen kontrollierten Studien mit UKRAIN waren ständig besser als in der Kontrollgruppe. Außerdem beschreiben einige Fallberichte Therapieeffekte bei Patienten, welche auf keine andere Therapie mehr ansprechen [...] UKRAIN scheint besser verträglich zu sein als andere Krebstherapien.“

Dr. Nahlers Aussage scheint auf fruchtbaren Boden zu fallen. Das Interesse an UKRAIN wächst noch immer. 230 Wissenschaftler an 60 Universitäten und Forschungsinstitutionen aus 23 Ländern waren bis jetzt an den Forschungen mit UKRAIN beteiligt und es werden ständig mehr. Das ist beachtlich!

Medikament-Zulassung von UKRAIN weltweit

Was im deutschsprachigen Raum bisher mit Erfolg verhindert wurde, kann weltweit nicht gestoppt werden. Mittlerweile wurde UKRAIN in folgenden Staaten zugelassen:

- Ukraine 1998
- Georgien 1999
- Turkmenistan 2000
- Tadschikistan 2000
- Aserbaidschan 2000
- Mexiko 2005
- Vereinigte Arabische Emirate 2006
- Tunesien 2010
- In den USA bekam UKRAIN 2003 die “Orphan Drug De-

signation" (Vorstufe zur Zulassung) und ein Jahr später auch Australien.

In Österreich, Deutschland und in der Schweiz sind wir noch weit davon entfernt. Das bedeutet, dass keine unserer Krankenkassen bereit ist, die Kosten von UKRAIN zu übernehmen. Dafür werden deutlich teurere Chemotherapien bezahlt – in vielen Fällen trotz fragwürdiger Effektivität und Nebenwirkungen... Man braucht nur in unsere Tageszeitungen zu sehen und die Todesanzeigen aufmerksam zu lesen. Diese erzählen etwas anderes, als uns Glanzpapier-Prospekte in Arztpraxen vermitteln wollen.

Vergleich zwischen Zulassungsverfahren für UKRAIN und Taxol®

Jahr 1993, Einsicht in das Originaldokument von Taxol® unter www.ukrin.com/docs/Taxol_de_93.pdf

Der bereits erwähnte Artikel *The Costly War on Cancer* der Zeitschrift *The Economist* beschreibt die wirtschaftliche Größenordnung neuer und alter Chemotherapien und Krebsmedikamente. Immer schneller werden Mittel mit „verbesserter Wirkung" auf den Markt geschmissen. Wer meint, dass diese Medikamente so sorgfältig überprüft und erprobt wurden, wie das beim UKRAIN geschah, der irrt gewaltig! Dazu eine kleine Gegenüberstellung von Fakten bei dem Zulassungsverfahren von Taxol® und UKRAIN:

UKRAIN: Es liegen Vergleichsstudien (zum Teil randomisiert) mit anderen Zytostatika vor. Bei diesem Vergleich hat sich UKRAIN als ein wirksameres Präparat ohne Nebenwirkungen bewiesen.

Taxol®: *„Vergleichsstudien mit anderen Zytostatika liegen noch nicht vor.“*

UKRAIN kann sowohl intravenös als auch intramuskulär verabreicht werden. Aufgrund seiner selektiven Wirkung kommt es zu keinen Nekrosen (Hautirritationen) bei intramuskulären Injektionen.

Taxol®: *„Die Anwendung hat streng intravenös zu erfolgen, da es bei paravenöser und intraarterieller Applikation zu lokalen Gewebsreizungen und Gefäßwandschäden kommen kann…“*

Taxol®: *„Es gibt keine Untersuchungen zur eventuellen kanzerogenen Wirkung von Taxol®. Im Rahmen von in vitro und in vivo Untersuchungen an Säugetierzellsystemen erwies sich Taxol® als mutagen (unerwünschte Veränderung von Erbinformation in der Zelle, zellteilend, Krebs fördernd)…“*

UKRAIN erwies sich bei gleicher Untersuchung als nicht mutagen. In der Begründung des ablehnenden Bescheides gegenüber UKRAIN wird behauptet: *„Es fehlen Daten zur chronischen Toxizität mit ausreichend hoher Dosierung und für die Frage einer kanzerogenen Wirkung.“*

„Zum Teil IV [der eingereichten Dokumente] fehlen verlässliche Daten zum Wirkungsmechanismus, zur Pharmakokinetik und zu Wechselwirkungen mit anderen Pharmaka.“

UKRAIN: Das war eine aktenwidrige Behauptung! Vergleichsstudien (z.T. sogar randomisiert) mit anderen Zytostatika lagen vor und lagen den Akten bei. Dagegen heißt es in den Zulassungsunterlagen von Taxol®:

Taxol®: *„Verteilung, Metabolismus und Ausscheidung von Paclitaxel sind beim Menschen nicht voll aufgeklärt… Die Auswirkung einer Nieren- bzw. Leberinsuffizienz auf die Ausscheidung von Paclitaxel ist nicht untersucht worden…“*

„Die häufigste signifikante Nebenwirkung von Taxol® war eine Knochenmarkdepression. Neutropenien ... traten bei 90% der Patienten auf, schwere Neutropenie trat bei 52% der Patienten auf. ... Bei 1% der Patienten traten ernste kardiovaskuläre Zwischenfälle auf, und zwar ventrikuläre Tachykardie, AV-Block, Synkopen, Hypotonie, die in einem Fall zum Tod führten."

Beurteilung von UKRAIN von einer Bundesbehörde 2002:
„Die akute Verträglichkeit der Substanz erscheint gut." (aus dem Bescheid des Bundesministers für soziale Sicherheit und Generationen vom 25. April 2002).

Warum wurde hier bei der Zulassung von Taxol® und UKRAIN mit zweierlei Maß gemessen?

Taxol®, ein hoch toxisches Krebsmedikament wird trotz zweifelhafter Wirkung, in kürzester Zeit 1993 zugelassen.

Gleichzeitig lehnte das Bundesministerium den Zulassungsantrag für UKRAIN ab obwohl

- es ein wirksames Medikament ist
- es keine nennenswerte Nebenwirkungen hat
- es bei hunderten von Patienten angewendet wurde
- die Wirkungen mit zahlreichen randomisierten Studien abgedeckt sind

Ebenso ist hervorzuheben, dass die bundesstaatliche Behörde bei UKRAIN die vom Studienleiter vorgeschlagene Anzahl von **30 Patienten** als nicht signifikant abgewiesen hatte.

Die Beamten haben wohl nicht verstanden, worauf die Wirkung von UKRAIN zurückzuführen ist. Ob sie einfach nur angenommen haben, dass Thiotepa Bestandteil von UKRAIN ist? Thiotepa ist ein hoch toxisches Produkt das heutzutage kaum mehr Verwendung findet. **UKRAIN enthält keine Spur von Thiotepa**. Nirgendwo in den Unterlagen geht hervor, dass dieser giftige Wirkstoff im UKRAIN enthalten ist. Die Zusammensetzung des Medikaments ist ja weltweit patentrechtlich definiert und geschützt und von jedem einsehbar. Kann eine Zulassungsbehörde einem neuem Medikament willkürlich chemische Bestandteile andichten und dies als Grundlage einer Ablehnung verwenden?

Der Antrag auf Zulassung von UKRAIN in Österreich wurde mit folgender Begründung abgewiesen: *„In Teil III [der eingereichten Dokumente] ist nicht sichergestellt, ob beobachtete Wirkungen auf den vermuteten Komplex oder auf freie Alkaloide bzw. auch freies Thiotepa zurückzuführen sind.“*

Noch rätselhafter ist die Logik eines Gutachters:

Hofrat Univ.-Doz. Dr. Pittner schrieb in seinem Gutachten vom 3. Januar 1989: „Der Befund, dass Thiotepa genotoxisch wirkt, **UKRAIN aber nicht**, lässt erneut Zweifel an der Qualität von UKRAIN entstehen. Für die Prüfung der Genotoxizität *in vivo* wurden UKRAIN und Leberhomogenat neugeborenen Ratten und Hamstern als Sterilzentrifugat s.c. appliziert: Die Tiere blieben unauffällig, die Versuchsanordnung ist aber überaus ungewöhnlich.“ [33] In anderen Worten ausgedrückt: „Die Versuchstiere bekamen mit UKRAIN keinerlei Probleme. Es ist sehr verdächtig und lässt Zweifel am Medikament aufkommen, dass UKRAIN nicht so wirkt wie das giftige Thiotepa.“

Was soll man zu so einer Begründung und Schlussfolgerung noch sagen?

---

33 www.ukrin.com/docs/1989-pittner-gutachten.pdf

Ein Präparat, das keine gravierenden Nebenwirkungen hervorruft, ist so fragwürdig und verdächtig, dass keine Zulassung gewährt wird! Weil es nicht so toxisch ist, wie man das bei einem Krebsmedikament gewohnt ist und erwartet? Sind fehlende schädigende Nebenwirkungen ein Beweis für eine fehlende Wirkung?

Schlussbemerkung zu Kapitel 7: UKRAIN hat einen therapeutischen Index von 1250 zugeordnet bekommen, was für seine hohe Sicherheit spricht. Es sind keine Überdosierungsfälle bei UKRAIN bekannt. Bei den gewohnten Chemotherapeutika liegt der therapeutische Index im Bereich 1,4 – 1,8 („therapeutischer Index" ist das Verhältnis zwischen toxischer und therapeutischer Dosis eines Arzneimittels).

8

Der „UKRAIN-Krimi" im Hintergrund

Wer fürchtet sich vor dem Schöllkraut-Produkt?

Wer bisher den Ausführungen gefolgt ist, wird sich längst gefragt haben, wieso darüber in den Medien so wenig veröffentlicht wird. Wieso hält man nach wie vor an der chemotherapeutischen Methode fest?

Wieso verhindern Gesundheitsbehörden mancher Länder die Zulassung von UKRAIN?

Hintergründe dieser „Verhinderung" wurden bereits in einem Buch festgehalten. Es liest sich wie ein Pharma-Krimi. Die renommierte, österreichische Journalistin Frau Dr. Eleonore Thun-Hohenstein verfolgte mehr als 30 Jahre das Schicksal von Dr. Wassil Nowicky und die Entwicklung seines Schöllkraut-Präparats. In ihrem Buch „Krebsmittel UKRAIN, Kriminalgeschichte einer Verhinderung" schildert sie, wie Nowicky seit den 70er Jahren versucht, die Zulassung für sein Medikament zu bekommen, die ihm das österreichische Gesundheitsministerium bis heute verweigert. Unermüdlich legte er zusätzlich angeforderte Unterlagen vor. Jedesmal folgte die gleiche Reaktion: Die Unterlagen genügten noch immer nicht. In ihrer Dokumentation stellt Thun-Hohenstein die Frage, warum UKRAIN von der Zulassungsbehörde wie ein Feind verfolgt wird und zitiert die Worte eines leitenden Beamten:

„UKRAIN wird in Österreich niemals zugelassen werden". Bis heute wird seitens der Gesundheitsbehörden und Standesvertretungen alles getan, um die Anwendung und Verbreitung in Österreich zu verhindern.

Wieso das möglich ist, erklären Kenner der pharmazeutischen Szene so: Nowicky und sein Schöllkraut passen nicht ins System. Die weltweiten Arzneimittel-Hersteller sind der Motor dieses Systems, in dem Betriebe, Politik, Ärzteschaft und Beamtenapparat wie ein Räderwerk ineinander greifen. Leider ist auf dieser Ebene Bestechung genauso wenig tabu wie Erpressung und Mord. Geld, Macht und weltweite Marktanteile sind Grund genug für globale Manipulation.

In diesem System hat kein kleiner Betrieb, keine geniale Außenseitergruppe und schon gar nicht ein einzelner Forscher eine Chance. Wie sonst könnte es passieren, dass ein seit mehr als 30 Jahren bewährtes Krebspräparat unterdrückt werden kann? Im Vergleich dazu wurde im gleichen Zeitraum ein Krebsmittel wie Taxol® unter Vorlage von nur 17 Krankengeschichten (ohne Studiennachweise!) in kürzester Zeit nach Antragstellung zugelassen – trotz der Beobachtung, dass unter Gabe von Taxol® bei jedem dritten Patienten neben Haarausfall auch Infektionen auftreten. Blutvergiftung oder massive Veränderungen im Blutbild gehören zu den bekannten Nebenwirkungen. 60% der Behandelten leiden unter Nervenschädigungen. In welchen der Todesfälle war tatsächlich die Krankheit Krebs die Ursache oder z.B. die Taxol®-Behandlung? (Quelle: www.fda.gov/cder/foi/label/1998/20262s24lbl.com)

Das klingt nach modernem Horror! Trotz der schrecklichen (Neben-)Wirkungen zahlreicher Zytostatika wird fleißig weitertherapiert und gutes Geschäft gemacht. Man kann ja auf klinische Studien verweisen. Genau diese werden aber immer zweifelhafter. So bezeichnete etwa der deutsche Krebsspezialist Prof. Dr. Wolf-Dieter Ludwig, Vorsitzender der Deutschen Arzneimittelkommission, in einem Zeitungsinterview (*profil* Nr. 6 vom 8. Februar 2010) die einschlägigen Studien als „nicht unproblematisch, weil sie fast ausschließlich von den Herstellern finanziert werden. Die Industrie ist über Design und Auswertung der medizinischen Arbeiten in der Lage, fast immer ein Ergebnis zu erzeugen, das einen Vorteil für das eigene Mittel belegt."

Insider packen aus

Es sieht so aus, als würde sich langsam aber sicher über der Pharmalobby eine Wolke des Misstrauens sammeln. Es gibt noch ein paar mutige Journalisten und Autoren, die eine „Scheinwissenschaftlichkeit" von Zulassungsstudien hinterfragen. Schützenhilfe bekommen sie in zunehmendem Maße aus der medizinischen Forschung. Wie Studien manipuliert werden, die für die Zulassung eines Medikaments gefordert sind, schildert Dr. John Virapen, ein Ex-Manager der Pharmaindustrie in seinem Buch *Nebenwirkung Tod*. Die Pharmafirma wählt in Rücksprache mit den Gesundheitsbehörden die Testpersonen aus und bestimmt die Art der Zusammensetzung der Gruppen.

Die Protokolle (Vorgaben, wie lange der Versuch dauern soll

etc.) werden nicht von der Zulassungsbehörde, sondern von der Herstellerfirma vorgegeben. Wird ein solches Protokoll unter- oder abgebrochen, müssen die (meist fragwürdigen) Ergebnisse oder Gründe nicht an die Zulassungsbehörde weitergegeben werden. So kommt es, dass Informationen über schlechte Verträglichkeit, Todesfälle etc. nicht bekannt werden. Durch gezielte Auswahl von Teilnehmern kann ein Ergebnis ebenso „geschönt" werden.

Wenn sich im Rahmen einer universitären Studie herausstellt, dass das Präparat einen Patienten eher umbringt als seinen Krebs besiegt, gibt es eine sehr einfache Vorgehensweise: Man ändert das Studienergebnis, indem Patienten, die z.B. während der Therapie (durch die Therapie?) gestorben sind, aus der Studie herausgenommen werden. Ein Autor unter dem Pseudonym „Peter Yoda" schreibt darüber in seinem Buch „Ein medizinischer Insider packt aus". Er zitiert darin einen Bericht aus dem weltweit anerkannten *Lancet Magazin*, aus dem hervorgeht, dass ungefähr ein Drittel aller Krebsstudien gar nicht veröffentlicht werden. Warum von Seiten der Ethikkommissionen für medizinische Studien und Zulassungen kein Aufschrei erfolgt, erklärt der Autor so: „Dieselben Personen, die heute eine Studie beantragen, sitzen morgen in der Kommission der Zulassung."

Der Einfluss der pharmazeutischen Industrie ist so groß, dass diese Firmen allein bestimmen können, welche Medikamente sie auf den Markt bringen und was diese kosten sollen. Kenner der Szene sagen voraus, dass es immer mehr neue chemotherapeutische Medikamente geben wird. In die Verbesserung klassischer Zytostatika wird kaum investiert. Ist der Preis für ein Medikament pro Dosis festgelegt, ist das verbindlich-

auch für andere Länder! Neue Präparate sind lukrativer und glaubwürdiger zu bewerben als „verbesserte", bereits vorhandene Medikamente, deren Patentschutz ausgelaufen ist.

Die Kostenspirale dreht sich seit Jahren immer schneller. Ist es dann nicht sehr leicht zu verstehen, dass bei diesem Milliardengeschäft ein Schöllkraut-Produkt verfolgt wird, das (nachgewiesen!) bessere Erfolge aufweist und noch dazu billiger ist?

...und das geschah hinter den Kulissen:

Kriminalgeschichte einer Verhinderung

(Mit freundlicher Genehmigung ein Auszug aus dem Buch von Dr. Eleonore Thun-Hohenstein: *Krebsmittel UKRAIN. Kriminalgeschichte einer Verhinderung*)

Dr. Norbert Rozsenich, Ex-Sektionschef im österreichischen Wissenschaftsministerium und Förderer der UKRAIN-Forschungen, ermutigte Dr. W. Nowicky angesichts seines langen Leidensweges: „Ich bin von großer Hochachtung erfüllt, dass UKRAIN-Erfinder Dr. Wassil Nowicky bis heute seinen Kampf nicht aufgegeben hat, auch in der EU, vor allem aber in Österreich, dem Entstehungsland des Krebsmittels, endlich die ihm gebührende offizielle Anerkennung zu erreichen." In Österreich wurden die wichtigsten Entwicklungsschritte des Krebsmittels von Dr. Nowicky entdeckt.

Was ist bisher passiert? Durch die Heirat mit seiner ersten Frau Anna aus Wien, konnte er 1974 mit der Hilfe des damaligen Bundeskanzlers Dr. Bruno Kreisky nach Österreich emigrieren. In seiner Heimat Ukraine sah er keine Möglichkeit für die Realisierung seiner Studien. Es mangelte an Material, Labormöglichkeiten, Geld, Unterstützung – an allem. Er setzte große Hoffnungen auf die wissenschaftlichen Möglichkeiten in Wien.

Mit einem Koffer voll Wissen um die Heilkraft aus der Natur kam Nowicky nach Wien. Er wusste bereits um die Wirkstoffe des Schöllkrauts. Durch Vermittlung Kreiskys erhielt er einen Platz im Labor des Ludwig-Boltzmann-Instituts für Krebsforschung. Es dauerte nicht lange, bis er sich mit Misstrauen und Mobbing auseinandersetzen musste. Man warf ihn aus der Kantine, aus dem Labor und ordnete ihm Räumlichkeiten zu, die der Psychiatrie angehörten. Nachdem man die Fluoreszenz seines Wirkstoffes entdeckt hatte, landete er am Institut für Strahlentherapie.

Am 19. Dezember 1975 meldete er das Patent „Verfahren zur Herstellung von neuen Salzen von Alkaloidderivaten von Thiophosphorsäure“ beim Österreichischen Patentamt an.

Er studierte und forschte dann am Institut für Pharmakologie der Universität Wien sowie in einem Behelfslabor in seiner Wiener Wohnung. Eines Tages fand er beim Nachhausekommen die Wohnungstüre aufgebrochen. Seine Sammlung verschiedenster, kompliziert gebauter Naturstoffe war gestohlen.

Im Juni 1976 richtete Nowicky an Kreisky die Bitte um Mithilfe bei der Durchführung einer klinischen Studie und im Dezember des gleichen Jahres den Antrag auf Zulassung von UKRAIN für die Behandlung von austherapierten Patienten.

Hilfe kam von ganz anderer Seite, aus dem Wissenschaftsministerium. Dr. Rozsenich, der damalige Leiter der Forschungssektion stellte 300.000 Schilling für die Weiterforschung an den Schöllkrautalkaloiden zur Verfügung.

Je weiter seine Arbeiten gediehen, umso heftiger wurden die Angriffe. Die Maschinerie des geschilderten Systems lief nun auf vollen Touren.

Nowickys *In-vitro*-Versuche wurden auf Intervention des Gesundheitsministeriums verboten. Obwohl dieses für universitäre Angelegenheit nicht zuständig war. Man schob Nowicky an der Technischen Universität, wo er damals arbeitete, ab und verwies ihn des Labors. Beamte des Gesundheitsministeriums intervenierten auch beim Patentamt, um Nowickys Patent zu verhindern, was allerdings – weil verfassungswidrig – nicht gelang. 1979 erfolgte die Erteilung des Patents für UKRAIN vom Österreichischen Patentamt.

Je mehr Erfolge mit UKRAIN vermeldet und international vorgestellt wurden, umso heftiger wurden die Attacken des Gesundheitsministeriums:

Am 25. Juli 1986 erfolgte der erste Erlass: Verbot der Anwendung von UKRAIN. Am 28. Juni 1993 folgte das „Straferkenntnis“ des Magistrats der Stadt Wien gegen Nowicky wegen Übertretung des Paragraphen 84 des Arzneimittelgesetzes – eine Maßnahme, die am 13. Oktober 1993 aufgehoben wurde. Zwischen solchen Daten liegt immer das Bangen und Hoffen, nicht weiteren juristischen Schikanen ausgesetzt zu sein. Das Verfahren wurde schließlich eingestellt.

Am 25. Februar 1994 kam der zweite Erlass: Verbot der Anwendung von UKRAIN. **Dieser wurde vom Verfassungsgerichtshof (!) als „rechtswidrig“ aufgehoben.** Man beachte, welche Instanzen hier bemüht werden!

Das erneute Verbot von 1995 wurde 1996 wegen Rechtswidrigkeit aufgehoben.

Im Jahr 2002 konterte das Gesundheitsministerium mit einem weiteren ablehnenden Bescheid.

Schließlich versuchte man es mit Disziplinarverfahren gegen Ärzte über die Österreichische Ärztekammer wegen Anwendung von UKRAIN bei austherapierten Patienten. Die unrechtmäßig Beschuldigten wurden später von allen Vorwürfen freigesprochen.

2005 wurde die Republik Österreich für verwaltungswidriges Verhalten (Nichtbearbeitung von Anträgen) im Falle der UKRAIN-Zulassung vom Europäischen Gerichtshof für Menschenrechte verurteilt.

Welche Kräfte im Gesundheitsministerium das Sagen haben, zeigt der dritte Bescheid über die Nicht-Zulassung von UKRAIN. Der Bescheid stammt von dem „Generaldirektor" für öffentliche Gesundheit (das Gesetz kennt diesen Titel gar nicht) Herrn Dr. Hubert Hrabcik, der 2009 und 2010 für Schlagzeilen in der Presse sorgte. Journalisten hatten bei Recherchen festgestellt, das Hrabcik eng mit den Pharmakonzernen zusammenarbeitet. Interessant ist, dass er u.a. verantwortlich war für die Empfehlung der Schweinegrippe-Impfung, die sich im Nachhinein als fragwürdige Panikmache entpuppte. Es ist derselbe Dr. Hrabcik, dem nachgewiesen wurde, dass er für die Vermittlung von Patienten jahrelang Schwarzgeld erhalten hatte und u.a. Hörgeräte für bereits verstorbene Patienten bewilligte.

Obwohl weltweit positive Bewertungen über die Wirksamkeit und eine gute Verträglichkeit von UKRAIN vorliegen, reagiert das Gesundheitsministerium bis heute mit ablehnenden Bescheiden.

Weitere Schikane:

1980 Zwangsräumung aus der Wiener Wohnung in der Laimgrubengasse, unter anderem wegen eines pfeifenden Wasserkessels.

1990 Aufforderung zu einer psychiatrischen Untersuchung, weil er nach der Zwangsräumung klagte.

1991 werden aus einer Postsendung an Nowickys Forscherkollegen Prof. Andrejs Liepins sechs Phiolen von neu entdeckten Stoffen herausgeschnitten. Genau dieselben Stoffe waren gleichzeitig aus Nowickys Labor verschwunden, offensichtlich um Forschungsergebnisse total zu vernichten.

1992 verschwanden sämtliche Alkaloid-Fläschchen nicht nur aus dem Labor, sondern sogar aus dem Safe der Technischen Universität Wien.

1992 Forderung des Finanzamtes von einer Million Schilling Steuerschuld, die später zwar als „Irrtum" deklariert wurde, was jedoch die Gewährung eines Bankkredits verhinderte.

1993 Streichung seines Prüfungstermins zur Erlangung des Doktorates der Naturwissenschaften, samt Weisung an seine Gutachter-Professoren, keine positiven Gutachten abzugeben.

1993 Begießung der Reifen seines Autos mit ätzender Säure. Im gleichen Jahr Verweigerung des Bankstempels als Bestätigung für ein vorhandenes Nowicky-Konto, was ihm ein Millionengeschäft zunichte machte.

1994 Verhinderung eines erfolgreichen Kuwait-Geschäftes auf ähnliche Weise.

Seit 1986 legt Nowicky die vom Gesetz geforderten Unterlagen für eine Zulassung von UKRAIN vor.

Immer wieder wurden neue Unterlagen angefordert. Sie wurden alle abgewiesen und bemängelt – als hätte man sich von Anfang an verschworen, UKRAIN keine Chance zu geben. Man zwang Nowicky, die für die Herstellung und Ampullierung verantwortlichen Firmen zu nennen, die kurz darauf ihre Verträge lösten. Man erfuhr, dass auf beide Firmen Druck ausgeübt wurde.

Zwei Gutachter des Gesundheitsministeriums, die UKRAIN positiv bewerteten, bezeichneten später (auf Druck?) ihre eigenen Arbeiten als „nicht wissenschaftlich" und nicht dem neuesten Standard entsprechend.

Von einem für die Zulassung zuständigen Professor berichtete ein Ohrenzeuge, dass dieser feststellte, „selbst wenn 99 Prozent im vierten Stadium geheilt werden, lasse ich UKRAIN nicht zu". Und das, **obwohl bereits in 260 Publikationen UKRAIN als bisher einziges Therapeutikum bezeichnet wurde, das nur die Krebszellen angreift, ohne die gesunden zu zerstören.**

Ein Höhepunkt der Hetze auf den Erfinder war sicherlich der geplante Mord an Nowicky. Der Geheimdienst eines Mittelmeerstaates hatte den Auftrag zur Liquidierung gegeben. Der gedungene Mörder vertraute sich jedoch der Polizei an.

Postsendungen mit Tiergerippen (in mafiöser Paten-Manier), Unregelmäßigkeiten durch die Bank und falsche, zum Teil unsterile UKRAIN-Ampullen, die plötzlich auf dem Markt auftauchten, lassen sehr stark an Machenschaften eines korrupten Systems denken.

Aus Informationen hinter vorgehaltener Hand geht hervor, dass deutlich mehr Ärzte an Kliniken und in Praxen mit UKRAIN therapieren, als zugegeben wird. Aus Angst vor Repressalien von Seiten der Kollegen, Behörden und der Pharmalobby passiert vieles im Verborgenen. Die Medien spielen dabei leider keine neutrale Rolle...

In Österreich ist UKRAIN bis heute nicht zugelassen.

– Ende des Auszugs –

11. November 2011

Die Szene könnte aus einem Krimi stammen: Akteure sind staatliche Beamte vom Österreichischen Bundesamt für Sicherheit im Gesundheitswesen (BSGW). Sie betreten (unangekündigt) das Büro der Niederlassung von *Nowicky Pharma* in Wien, überprüfen das Medikamentenlager und konfiszieren über 5600 Ampullen. Der Beamte (Leiter der Amtshandlung H.H.W. / Dienstausweis 0101) überreicht ein Schreiben, in dem behauptet wird, dass die Zulassung des Medikaments UKRAIN im Land der Ukraine vorübergehend zurückgezogen wurde. Der Beamte sagt aus, dass die Anordnung von der österreichischen Botschaft in Kiew an die österreichische Sicherheitsbehörde übermittelt wurde.

Merkwürdig ist, dass *Nowicky Pharma* diesbezüglich keinerlei Nachricht von den Ukrainer Behörden erhielt, weder von der dortigen Zulassungsbehörde noch vom dortigen Gesundheitsministerium. In der Ukraine ist das Medikament seit 1998 zugelassen und wird dort sehr erfolgreich eingesetzt.

Wenige Tage später schreibt *Nowicky Pharma* am 16. 11. 2011 an die dortige österreichische Botschaft in Kiew. Seine Frage war: Welche Unterlagen vom ukrainischen Gesundheitsministerium haben die österreichischen Behörden über die angebliche Zurückziehung der Zulassung von Ukraine informiert und beauftragt, die Medikamente in Wien zu konfiszieren?

...und nun wird's interessant! Nowicky erhält ein Dokument (übermittelt von der Kiewer Botschaft) mit folgenden Inhalten: Anordnung vom Gesundheitsministerium der Ukraine datiert mit dem 14.11.2011 (also **3 Tage nach** dem „Überraschungsbesuch" der österreichischen Beamten)! In diesem Dokument heißt es „Vorübergehende Einstellung der Gültigkeit eines Zulassungszertifikats". Der Hersteller *Nowicky Pharma* sei über die vorübergehende Einstellung von UKRAIN zu informieren und die Beschlagnahmung des Arzneimittels sei zu sichern. Die Anordnung sei gültig ab dem Tag der Veröffentlichung (also 14.11.2011). Gezeichnet vom Minister O.W.Anischtschenko.

Am 22. November 2011 (also **11 Tage nach** der bereits erfolgten Durchführung!) wird ein Bescheid datiert vom Österreichischen Bundesamt für Sicherheit in dem angeordnet wird, dass 5654 Packungen UKRAIN konfisziert werden sollen.

Fragen:

- Wer war der Drahtzieher dieser Aktion?
- Welche (finanziellen?) Seilschaften kamen hier zum Zug, dass Beamte von österreichischen Behörden Medikamente konfiszieren, die in mehreren Ländern dieser Erde zugelassen sind und die nachweislich auch in Österreich als unbedenklich eingestuft wurden? Durch diese Aktion wurde verhindert, dass z.B. in der Ukraine kein UKRAIN mehr an Krankenhäuser und Arztpraxen ausgeliefert werden konnte.
- Wer trägt die finanziellen und gesundheitlichen Folgen so einer Aktion – sowohl für die herstellende Firma als auch für die betroffenen (sterbenskranken) Patienten?

Viele Patienten haben deswegen für unabsehbare Zeit die Anwendung unterbrechen müssen? Wie viel menschliches Leid wurde durch diese Aktion vergrößert? Wie viele Patienten sind dadurch gestorben, die man hätte retten können?

- Wenn Verantwortliche von Behörden zu solch fragwürdigen Amtshandlungen in der Lage sind, dann bleibt offen, ob konfiszierte Ware nicht von diversen Interessenträgern in der Zwischenzeit manipuliert oder ausgetauscht wurden. Selbst wenn die Proben auf richterliche Anweisung zurückgegeben werden müssen, sind sie nicht mehr einsetzbar. Der Staat kommt für diesen Schaden der Firma nicht auf.
- Welche Interessenten bedienen sich (vermutlich unschuldiger) staatlicher Beamten, um die Lieferung und den Vertrieb eines lebensrettenden Medikamentes zu verhindern?

Diffamierung und bewusste Falschinformation

durch das deutsche **Bundesinstitut für Arzneimittel und Medizinprodukt (BfArM)** am 28.11.2011.

Titel: **BfArM warnt vor Anwendungen von UKRAIN**

In dem Rundschreiben, das auch im Internet einsehbar ist, werden Ärzte und Patienten gezielt falsch informiert. Hier einige Geschmacksproben mit der jeweiligen Richtigstellung von Dr. Nowicky:

BFArM: *„Belege für eine angemessene oder ausreichende Prüfung der Wirksamkeit und der Sicherheit von UKRAIN bei Tumorerkrankungen sind nicht bekannt.“*

Antwort von Dr. Nowicky: UKRAIN ist durch zahlreiche

Studien und Untersuchungen in der ganzen Welt als erstes Krebsmittel mit selektiver Wirkung bestätigt worden: es tötet die Krebszellen, ist aber für die gesunden Zellen unschädlich. Die Wirksamkeit, Unbedenklichkeit und Qualität von UKRAIN wurde von 280 Wissenschaftlern aus 24 Ländern in 60 Universitäten und Forschungszentren nachgewiesen. Bis 2011 wurden 280 fachliche Publikationen über UKRAIN veröffentlicht, 174 Artikel sind auf PubMed allgemein zugänglich (www.ncbi.nlm.nih.gov/pubmed). UKRAIN wurde 280 mal auf internationalen Kongressen präsentiert. Bei dem 20. Internationalen Kongress für Chemotherapie in Sydney, Australien, im Jahre 1997 wurde dem Krebsmittel UKRAIN eine ganze Tagung gewidmet.

BFArM: *„... wird dieses Produkt im Internet mit verschiedenen Heilversprechen beworben. Beispielsweise findet man hier folgende Aussagen: „UKRAIN kann die Chemotherapie bei fast allen Krebsarten ersetzen" oder „Krebs kann rückgängig gemacht werden". Für diese und ähnliche Aussagen sind keine Belege bekannt, die einer wissenschaftlichen Nachprüfung standhalten und das BfArM warnt dringend davor, UKRAIN anzuwenden.*

Antwort Dr. Nowicky: Das von Ihnen benutzte Zitat *"UKRAIN could replace chemotherapy in treating almost all cancers"* stammt vom **weltberühmten amerikanischen Arzt Dr. Robert Atkins** aus New York. Eine Klinik in Manhattan trägt heute seinen Namen! Sein viel beachteter Artikel wurde im Buch von Burton Goldberg *Definitive Guide to Cancer* (Future Medicine Publishing, Inc., 1997) publiziert. Dr. Atkins schreibt dort folgendes: *„Like chemotherapy, it (UKRAIN) kills cancer cells very well; but, unlike chemotherapy, it spares normal, healthy tissue. If the medical community were willing to give it a try,*

UKRAIN could replace chemotherapy in treatment almost all cancers.“ (Zitat aus *Definitive Guide to Cancer*, Seite 31, Abs.1) Übersetzt heißt dies in etwa: „Ähnlich wie Chemotherapie, vernichtet UKRAIN Krebszellen sehr gründlich. Aber im Gegensatz zur Chemotherapie verschont UKRAIN das gesunde Gewebe. Wenn die allgemeine Medizin das zulassen würde, könnte UKRAIN die Chemotherapie bei fast allen Krebsarten ersetzen.“

BfArM: *„Bei UKRAIN dürfte es sich um ein semisynthetisches Mischpräparat aus dem Zytostatikum Thiotepa und aus Alkaloiden des Schöllkrauts (Chelidonium majus L.) handeln. Bezüglich der Zusammensetzung macht der Vertreiber selbst unterschiedliche Angaben.“*

Antwort Dr. Nowicky: UKRAIN ist weltweit patentiert (Europäisches Patent Nr.1443943). Es enthält keine Spur von Thiotepa.

BfArM: *„UKRAIN ist weder in Deutschland noch in der übrigen Europäischen Union zugelassen und es liegen derzeit auch keine Zulassungsanträge vor. Frühere Zulassungsanträge im EU-Ausland sind gescheitert. Eine Zulassung wurde 2001 von der Ukraine erteilt, diese ruht jedoch seit dem 14. November 2011. Das Inverkehrbringen von nicht zugelassenen Arzneimitteln ist nach §§ 95 und 96 AMG (Arzneimittelgesetz) eine Straftat. Die Anwendung derartiger Arzneimittel birgt vor allem das Risiko, dass währenddessen eine Therapie mit sicheren, wirksamen und gut verträglichen Arzneimitteln unterbleibt. Bestehende Erkrankungen können sich dadurch ggf. irreversibel verschlimmern.“*

Antwort Dr. Nowicky: Den Antrag auf Zulassung meines Präparates habe ich **1976** in Österreich gestellt. Obwohl alle

Voraussetzungen der Zulassung nach der Spezialitätenverordnung 1947 erfüllt wurden, **wurde mein Antrag bis heute nicht bearbeitet. Dieses Vorgehen wurde von dem Europäischen Gericht für Menschenrechte in seiner Entscheidung in der Sache Nr. 34983/02 vom 24.02.2005 verurteilt.**

UKRAIN wurde vom Bundesministerium für Gesundheit, Sport und Konsumentenschutz (GZ. 21.405/530-II/A/8/93) am 23.06.1993 **für klinische Studien für Kolonkarzinom, Melanom und breite klinische Studie außerhalb von Krankenanstalten nach 42 AMG zugelassen.** Bei dieser Art von klinischer Prüfung sollen verschiedene onkologische Erkrankungen, wie sie in der normalen Praxis von Stadt- und Landärzten vorkommen, mit UKRAIN behandelt werden. Der analytische Aufwand im Entwurf dieser Studie ist den normalen Möglichkeiten eines praktischen Arztes und den gewissen Begrenzungen etwa ländlicher Örtlichkeiten angepasst, zumal es sich bei vielen dieser Fälle um bereits vorbehandelte und zumeist in Progression befindliche Personen handeln wird."

BfArM: *„Seit 2002 bemüht sich die Firma* Nowicky Pharma *in mehreren Verfahren, UKRAIN durch die Europäische Kommission als Arzneimittel für seltene Erkrankungen zur Behandlung des Pankreaskarzinoms ausweisen zu lassen („Orphan Drug Designation"). Der für derartige Anträge zuständige „Ausschuss für Arzneimittel für seltene Leiden" (COMP) der Europäischen Zulassungsbehörde (EMA) lehnte diese Anträge wiederholt ab, da es dem Antragsteller nicht möglich war, die für derartige Anträge notwendigen wissenschaftlich bewertbaren und belastbaren Belege beizubringen."*

Antwort Dr. Nowicky: Mein Antrag auf „Orphan Drug Status" in der Europäischen Union wurde trotz des erbrachten

Nachweises seiner Wirksamkeit *in vitro, in vivo* und in Klinik bei der Behandlung von Pankreaskarzinom abgelehnt. **Dieselben Unterlagen wurden in die USA und Australien geschickt.** Bekanntlich sind die Bedingungen für das Erlangen des „Orphan Drug Status" in diesen Ländern viel strenger als in der Europäischer Union. In Folge bekam UKRAIN **„Orphan drug Status" in den USA im Jahre 2003 (Nr. 03-1693) und in Australien im Jahre 2004 (Nr. 03-1456-4).**

BfArM: *„Die Anwendung derartiger Arzneimittel birgt v.a. das Risiko, dass währenddessen eine Therapie mit sicheren, wirksamen und gut verträglichen Arzneimitteln unterbleibt."*

UKRAIN ist ein wirksames Präparat ohne nennenswerte Nebenwirkungen. **Sein therapeutischer Index ist 1250**, was für seine hohe Sicherheit spricht. Wegen des sehr hohen TI-Werts besteht bei der UKRAIN-Anwendung keine Gefahr der Überdosierung. Bei konventionellen Zytostatika liegt der therapeutische Index im Bereich 1,4 bis 1,8 (therapeutischer Index ist das Verhältnis zwischen toxischer und therapeutischer Dosis eines Arzneimittels) und darum kann ihre Überdosierung fatale Folgen für den Patienten haben.

Schlussbemerkung von **BfArM:** *„Aus Sicht des BfArM muss vor einer Anwendung von UKRAIN dringend gewarnt werden. Krebspatienten sollten sich nur mit Arzneimitteln behandeln lassen, deren Wirksamkeit, Unbedenklichkeit und Qualität nachvollziehbar belegt und bei denen ein günstiges Nutzen – Risiko Verhältnis in einem Zulassungsverfahren geprüft und für akzeptabel gehalten wurde."*

Was für eine „sachliche Information" von einem deutschen Bundesinstitut! Wundern Sie sich noch, warum deutsche und österreichische Ärzte UKRAIN so abwertend beurteilen? Wenn hier herkömmliche Chemotherapien als „gut verträgliche Krebsmedikamente" bezeichnet werden, dann kann es einem Leser genauso schlecht werden, wie häufig den mit „Chemo" therapierten Krebspatienten.

Fragen:

- Wer mag an solch einer „Information" Interesse haben?
- Wer schützt unsere Ärzte und Krebspatienten vor solch übler Manipulation eines Bundesinstituts?
- Wie sind andere, weitere Beurteilungen eines solchen Instituts zu bewerten, die Chemotherapien flächendeckend als „unbedenklich" bezeichnen – nur weil sie zugelassen wurden?
- Wie vielen Krebspatienten wird aufgrund solcher Aussagen eine wirksame, nebenwirkungsfreie Hilfe verweigert?

Vorsicht vor fragwürdigen Schöllkrautprodukten!

Während UKRAIN in Österreich (und Deutschland) mit allen Mitteln unterdrückt wird, behandeln mindestens zwei österreichische Ärzte mit steril abgepackten Schöllkraut-Spritzen – ohne dass sie Probleme mit Behörden, Zulassungsstellen oder Polizei bekommen. Auf dem Umschlag so eines Produktes steht *Spr. Schöllkraut Lsg. 2 ml* bzw. *1 Spr. Novanest Lsg. 1ml*. Sogar ein Herstellungsdatum ist angegeben: 24.11.11! (Die Konfiszierung durch die Behörde von über 5600 Ampullen lag gerade einmal 13 Tage zurück!). Auf der Spritze befindet sich ein Aufkleber mit dem Vermerk „Zum alsbaldigen Verbrauch! kühl lagern". Nicht angegeben sind Wirkstoffbeschreibung, Nebenwirkungen oder Anwendungsvorgaben. Ein Hersteller ist nicht angegeben.

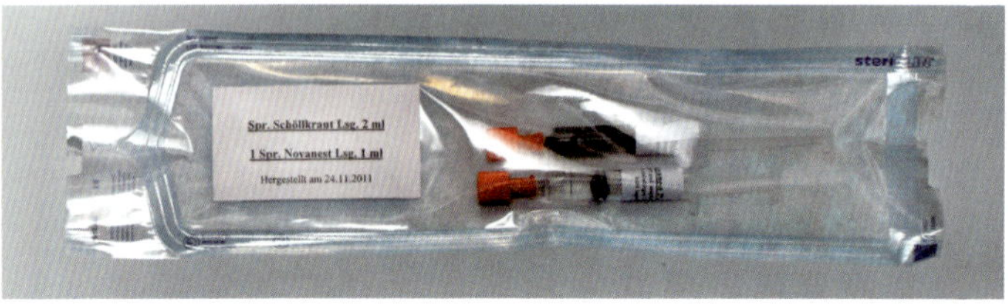

Zweifelhaftes Schöllkrautprodukt.

Nowicky Pharma weist ausdrücklich darauf hin, dass die Firma in keinster Weise mit dieser Spritzenlösung in Verbindung gebracht werden möchte. Will hier jemand den Nutzen und die Wirkung von UKRAIN mit einem zweifelhaften Schöllkrautprodukt in Frage stellen?

Rätselhafte Vorgänge bei der Nobelpreis-Nominierung zugunsten von Dr. Nowicky

Der Professor für Biochemie, Leonid Nefyodov (Universität der Belaren) gehörte zu den ausgewählten Personen, die Vorschläge für den Nobelpreis für Chemie einreichen durften. Er wollte die Arbeit von Dr. Nowicky für die Verleihung der hohen Anerkennung anempfehlen. Zweimal gingen die dort angekommenen Dokumente, Berichte und Studien innerhalb des Büros vom Nobelpreiskomitee auf mysteriöse Weise verloren, sodass der Vorschlag nicht bis zum Entscheidungsgremium gelangte. Dies war nicht das erste oder letzte Mal, dass Zweifel an der Neutralität des Nobelpreiskomitees aufkamen. Die von vielen als sehr fragwürdig eingestufte Verleihung des Nobelpreises an den Wissenschaftler Harald zur Hausen ist ein weiteres Beispiel. Er lieferte die Grundlage zur inzwischen höchst umstrittenen HPV-Impfung. Nach einem Bericht der TAZ vom

10.12.2008: „Christer van der Kwast, Oberstaatsanwalt bei der schwedischen Spezialeinheit zur Korruptionsbekämpfung, gab bekannt, dass seine Behörde eine Prüfung eingeleitet habe, ob es Grund für die Eröffnung eines Ermittlungsverfahrens unter anderem wegen Bestechung im Zusammenhang mit dem diesjährigen Medizinnobelpreis gibt." Mehr dazu unter www.taz.de/!27154/

Der Krimi ist noch nicht zu Ende!

In den Wochen der Buchveröffentlichung versucht eine dubiose Interessengemeinschaft sämtliche Ländervertretungen zu kontaktieren, die UKRAIN zugelassen haben – mit dem Ziel, dass die dortigen Zulassungen zurückgenommen werden. Deutschen Naturheilkunde-Ärzten wird gedroht, dass sie ihre Arztzulassung gefährden, wenn sie mit UKRAIN behandeln: Der Wirkstoff sei verboten, für Ärzte und Apotheken gleichermaßen. Nicht nur UKRAIN sondern auch Cimicifuga-Urtinktur, Beinwell, Stevia, tierische Schilddrüsenpräparate und Schweine-Insulin werden als „schädlich" definiert oder gar verboten. Wo sind Juristen, Politiker, Medienvertreter, Universitätsfachkräfte und Behördenleiter, die genug Verantwortungsgefühl und ethische Wertmaßstäbe haben, um sich einer mysteriösen Lobby entgegen zu stellen?

9

Begleitende Untersuchungen und Tests für Krebsdiagnostik und Therapie

Zu den Stärken unserer heutigen Medizin gehört eine hoch entwickelte Diagnostik. Hier alle diagnostische Verfahren aufzulisten und im Detail zu erörtern, würde zu weit führen. In der Krebsthematik stehen uns nicht nur Tumormarker in Bluttests zur Verfügung, sondern auch sehr unterschiedliche bildgebende Verfahren wie Computertomographie (CT), Ultraschall, Röntgenuntersuchungen und die Kernspinntomographie. Weniger bekannt ist die Thermographie. Sie wird hauptsächlich für die Brustuntersuchung eingesetzt.

Ob ein Untersuchungsverfahren Sinn macht oder nicht, hängt weitgehend von der jeweiligen Krebsart und dem befallenen Organ ab. Je differenzierter und genauer eine Diagnose ist, umso besser kann die Erkrankung bekämpft werden. Leider haben es manche Untersuchungsmethoden an sich, dass sich hinterher die Frage stellt, ob die Untersuchung genutzt oder eher geschadet hat. Dies gilt in besonderer Weise den Methoden, die mit Röntgenstrahlen arbeiten. Die am häufigsten eingesetzte, bildgebende Krebs-Untersuchung dürfte die Brust-Mammografie sein.

Schauen wir uns zuerst eine Untersuchungsmethode an, die weder spektakulär noch schädlich ist und obendrein keine oder kaum Kosten verursacht:

MammaCare

MammaCare wurde von den Wissenschaftlern Dr. Mary Mehn, Dr. Mark Goldstein und Prof. Henry Pennypacker in Gainesville, FL (USA) entwickelt. Sie erhielten 1990 den US-Krebspräventionspreis.

Die Art und Weise der Untersuchungsform, wie sie von Mamma Care gelehrt wird, gilt als gründlichste manuelle Tastuntersuchung der Brust. Innerhalb des Netzwerkes reifte sie zu einer erstaunlichen Qualität mit wissenschaftlichen Prüfungen und Vergleichen. Geschulte Fachkräfte erklären in kleinen Gruppen von 4-6 Teilnehmern, wie eine sorgfältige Selbstuntersuchung aussieht und wie man auffällige Verhärtungen von gesundem Gewebe unterscheiden kann. Für diese Untersuchungsmethode braucht es ein feines Fingerspitzengefühl. So wie ein blinder Mensch mit den Fingerspitzen lesen lernen kann, so können Frauen und medizinische Fachkräfte das Tastvermögen der Hände sensibilisieren, sodass selbst kleinste Verhärtungen erspürt werden können.

Lernt eine Frau über das sorgfältige Erfühlen die eigenen Brüste kennen, wird sie selbst zyklische Unterschiede feststellen. Es gibt z.B. Zysten, Verhärtungen, Schwellungen und Spannungsgefühle in der Brust, die unter dem Einfluss von Hormonschwankungen und Stress kommen und gehen.

MammaCare ist bis heute die weltweit einzige, wissenschaftlich überprüfte Form der manuellen Brustuntersuchung.

Auch Brustkrebspatienten sollten aufmerksam mit den eigenen Händen verfolgen, wenn sich etwas in ihrer Brust verändert!

Mehr dazu unter www.mammacare.de

Thermografie

Bei der Thermografie handelt es sich um eine Methode, die mittels Infrarotanalytik die Wärmeabstrahlung des Gewebes misst. Normalerweise verfügt ein Tumor über eine reichere Blutversorgung, als gesundes Gewebe. Eine stärker durchblutete Geweberegion gibt mehr Wärme ab. Dieser Temperatur-Unterschied wird gemessen und auf einem Bildschirm dargestellt. **Eine länger andauernde Entzündung** kann Vorläufer für Krebserkrankungen sein. Bei Entzündungsherden mit ersten Krebszellenhäufungen gibt es keine Knoten, die durch eine Tastuntersuchung oder Mammografie erkannt werden könnten. Will man nicht warten bis Knoten in der Brust auftreten, sondern schon im Vorfeld unregelmäßige Strukturen und Entzündungen in der Brust erkennen, dann ist die Thermografie ein dafür geeignetes Diagnoseverfahren.

Die Thermographie hat den großen Vorteil, dass sie den Körper nicht mit radiologischen Strahlen belastet.

Mammografie

Die Mammografie wird gerne als ideale „Krebsvorsorge“ angeboten, um vor einer Krebserkrankung zu schützen. Aber gerade diese Untersuchungsmethode kann zu einem erhöhten Brustkrebsrisiko führen.

Der Körper wird dabei einer Strahlung ausgesetzt, die bis zu

1.000 Mal größer sein kann als bei einer Lungenuntersuchung. Um aussagekräftige Bilder von einer Brust machen zu können muss das Brustgewebe zwischen zwei Plastikplatten möglichst flach gepresst werden, was für viele Frauen sehr schmerzhaft ist. Sollten bereits Krebszellen vorhanden sein, kann allein die innere Verletzung einer starken Quetschung die Tumorzellen zum Streuen bringen. (Interessant ist, dass beim Mann noch keine solche Untersuchung der Hoden empfohlen wird!)

Bisherige Forschungsergebnisse zeigen, dass das Hinzufügen einer jährlichen Mammografie-Untersuchung zu einer sorgfältigen körperlichen Tastuntersuchung der Brüste die Brustkrebs-Überlebensraten nicht verbessert. Eine große Untersuchung aus dem Jahr 2006 verglich Frauen mit und ohne regelmäßiger Mammografieuntersuchung über 10 Jahre hinweg. Das Ergebnis war interessant! Von jeweils 1000 Frauen, die über 50 Jahre alt waren, ergaben sich folgende Unterschiede:

- ohne Mammografie-Untersuchungen: 5 Frauen starben an Brustkrebs.
- mit 10 Untersuchungen in 10 Jahren: 4 Frauen starben an Brust-Tumoren.

Somit profitiert eine von 1000 Frauen von der Mammografie-Vorsorge. Aber wie viele der 1000 Frauen mussten in den 10 Jahren mit falsch-positiven Bescheiden invasive und schmerzhafte Untersuchungen über sich ergehen lassen? Wie viele Brüste wurden „vorsorglich“ operiert und verstümmelt? Wie viele Frauen mussten Wochen der Angst ausstehen? Wie viele bekamen eine „vorsorgliche“ Medikation?

Thermografie und Mammographie im Vergleich

Mammographien machen anatomische Veränderungen und vor allem Knoten in der Brust sichtbar. Sie sind manchmal sehr schmerzhaft, können das Gewebe verletzen und die Strahlenbelastung ist erheblich (auch für die nahe Schilddrüse?!). Es gibt reichlich Hautkontakt (Anfassen der Brüste von fremden Personen - manchmal in einer sehr unsensiblen Art!).

Thermogramme verdeutlichen Blutgefäße und die dazugehörige Durchblutung in der Brust. Sie zeigen so Temperaturunterschiede im Gewebe bei Entzündungen auf. Die Thermografie ist nicht schmerzhaft, nicht invasiv, schnell (ca. 15 Min.), es gibt keinen Kontakt mit dem Körper, kein Quetschen der Brust, und es kommt zu keiner Strahlenbelastung!

Kernspinntomographie

Es ist faszinierend, wie genau eine Aufnahme mit dem Kernspinntomographen das Innere des Körpers sichtbar machen kann. Tumore und Metastasen sind auf diese Weise sogar im Knochen zu sehen. Wären die Kosten für diese Untersuchungen nicht so teuer, hätte dieses Untersuchungsverfahren die Röntgenaufnahmen größtenteils abgelöst. Die Bilder zeigen leider nicht immer, ob ein Tumor harmloser „Platzhalter“ (z.B. im Gehirn) ist oder ein bösartiger Krebsknoten. Insofern braucht es auch hier die Einschätzung und Beobachtung durch erfahrene Ärzte.

Ultraschall

Krebs in Weichteilen des Körpers kann man teilweise auch mit Ultraschall-Untersuchungen erkennen und beobachten. Die Untersuchung von Krebsknoten oder Auffälligkeiten mit Ultraschall ist daher begrenzt auf weiches Gewebe. Je länger ein Arzt mit dem Ultraschall Erfahrungen sammeln konnte, umso mehr kann er auch bei Krebspatienten die Überwachung übernehmen. Der Vorteil ist, dass man intensiv von meist mehreren Seiten das Gewebe und eventuelle Veränderungen begutachten kann, ohne das Gewebe zu schädigen.

Hormontests

Hormone spielen beim Thema Krebs eine große Rolle – sowohl im Bereich der möglichen Ursachen als auch in der Therapie. Sobald ein Mensch Krebs hat, scheinen Hormone schlagartig sehr gefährlich zu sein. Während der vielen Jahre, in denen täglich Hormone verabreicht wurden oder werden, sei die Krebsgefahr angeblich überhaupt kein Thema...

Ein Hormonmangel bedeutet immer Alarm für den Körper. Zu viele Körperfunktionen sind abhängig von einem ausgewogenen Hormongleichgewicht. Und wenn dann ein Eingriff in den Hormonhaushalt vorgenommen wird (mit schwach wirksamen, künstlichen Estradiol-Derivaten!), so wäre es erst recht oberstes Gebot, die Behandlung mit Tests zu überprüfen.

Bei der Blutzuckerregulierung von Diabetikern kennen wir die häufige Kontrolle und bei Schilddrüsennöten ebenso. Warum nicht bei den für Krebspatienten angeblich so gefährlichen-Geschlechtshormonen? Wo sonst in der Medizin wird massiv eingegriffen, ohne zuvor zu prüfen, ob eine Unterdrückung gerechtfertigt und nötig ist? Ist es wirklich unerheblich für die Therapie, ob eine an Krebs erkrankte Person eine sehr hohe oder sehr niedrige eigene Hormonausschüttung hat? In den meisten Fällen werden heute Geschlechtshormone substituiert oder unterdrückt, ohne dass vorher, während oder nachher eine Überprüfung der jeweiligen Hormonbereiche vorgenommen wird.

Bekommen Krebspatienten nachgewiesen, dass ihre Krebszellen positiv auf Hormone reagieren, dann wird von heute auf morgen der ganze Körper in die hormonelle Unterversorgung gezwungen – zumindest von „Estradiol und Progesteron". Selbst wenn dies angemessen wäre, müsste doch ein genaues Erfassen der jeweiligen Hormonversorgung von äußerstem Interesse sein. Aber die wenigsten Onkologen veranlassen eine Hormonmessung.

Interessiert es denn niemanden, ob Hormonbereiche tatsächlich zu viel vorhanden sind oder vielleicht bereits einen gravierenden Mangel aufweisen? Hat man vielleicht zu oft beobachtet, dass die Untersuchungen der Geschlechtshormone im Blut sehr widersprüchliche oder „eigenartige" Ergebnisse zeigen?

Was in Deutschland wenig bekannt ist, aber weltweit in Forschung und Praxis zum medizinischen Alltag gehört, ist das differenzierte Umgehen mit Hormontests. Nicht jeder Arzt kennt die Unterschiede und Bedeutung, Möglichkeiten und Grenzen der Hormontestungen. Hier herrscht im deutschsprachigen Raum ein großer Nachholbedarf. So wie jede Untersuchungsmethode, erfordern Hormontests ein breitbandiges Wissen an Zusammenhängen und Notmechanismen, um Hormonwerte zuordnen und interpretieren zu können. Dazu reicht es nicht aus, nur die Referenzwerte einer Testung zu kennen. Hormonmoleküle sind unterschiedlich groß. Das hat Konsequenzen für die Testsubstanz, die für eine Messung verwendet wird.

Hormonmessungen über Blut- oder Speichelproben?

Um Hormone messen zu können, stehen uns verschiedene Verfahren zur Verfügung. In den meisten Fällen werden dafür entweder Blut- oder Speichelproben (als Testmedium) benötigt. Einige Hormone werden auch im Urin erfasst. Viele Ärzte kennen für die Geschlechtshormone nur Bluttests. Die moderne Medizin weltweit hat da ein weiteres Spektrum. Schauen wir uns deshalb die verschiedenen Testmedien an, die für Hormone in Frage kommen:

Blut	Speichel	Urin
SD-Hormone (TSH, Freies T3, Freies T4)	Aktive, freie Steroide:	Melatonin
SD-Antikörper (TRAK, TPO/MAK, TGAK)	Progesteron	Androgene
Prolaktin	Estradiol	17-OH-Progesteron
Cholesterine	Estriol	
Oxytoxin	Testosteron	
Serotonin	DHEA	
DHEA-S	Androstendion	
HGH	Freies, aktives Cortisol	
Eisen+Mineralien	Freies, aktives Melatonin	
Jod		
Insulin		
Gebundene Steroide (DHEA, Progesteron, Estradiol, Estriol, Testosteron u.a. Androgene)		
gebundenes Cortisol		

Geeignetes Testmedium für die unterschiedlichen Hormonarten

Jedes Testmedium hat seine Berechtigung für spezifische Fragestellungen. Letzteres ist ausschlaggebend, ob, wann, wie oft und mit welchem Medium getestet werden soll. Je größer die Hormonmoleküle sind, umso wahrscheinlicher kommt eine Blutprobe in Frage (Insulin, Prolaktin, Schilddrüsenhormone, Hypophysenhormone usw.).

Steroide in Blut und Speichel

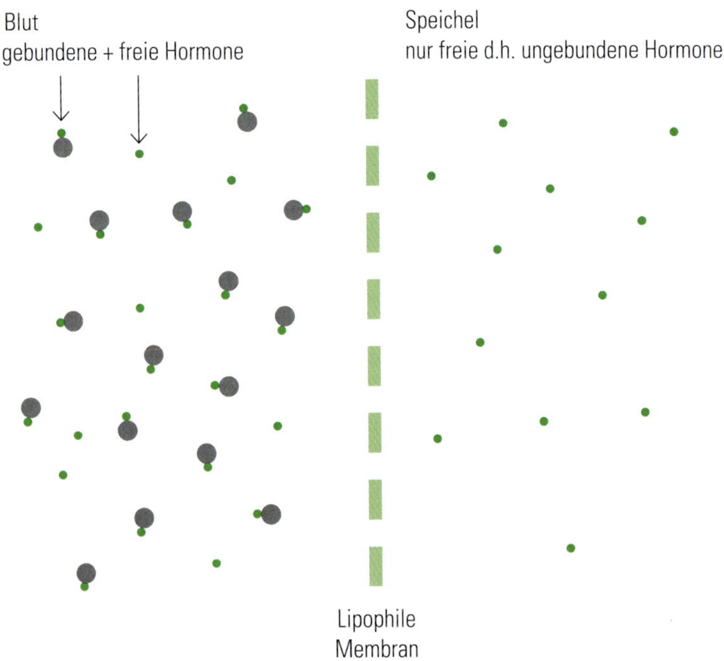

Möchte man die ca. 95-98% der gebundenen Hormone (die für Notzeiten als „Eiserne Reserve“ gedacht sind) mitmessen, dann ist eine Blutprobe von Geschlechtshormonen sinnvoll (z.B. bei Magersüchtigen!). Will man wissen, wieviele aktive Hormone (ca. 2-5% der gesamten Hormone) tatsächlich zur Verfügung stehen, wäre der Speicheltest sinnvoller. Bei den Schilddrüsenhormonen gibt es eine klare Vorgabe vom deutschen Ärzteverband: Man erfasse nur noch das Freie T4 und das Freie T3! Dies ist eine sehr sinnvolle Vorgabe! Rätselhaft bleibt, warum dies nicht logischerweise auch für die Geschlechtshormone gilt, bei denen ähnliche Größenverhältnisse im Verhältnis von freien und gebundenen Hormonen vorliegen.

Wenn überhaupt, werden über Blutproben in den meisten Fällen die gesamten Hormone erfasst. Je nach Proteinhaushalt können hier große Schwankungen vorliegen – von den zyklischen, nahrungsbedingten und Tageszeit abhängigen Schwankungen ganz zu schweigen. Es gehört ein umfangreiches Wissen und eine sehr genaue Anleitung (z.B. mehrfache Probenentnahme) zu einer gezielten, therapierelevanten Hormontestung.

Was wenigen Fachkräften bewusst ist: Es gibt bisher keine Testmöglichkeit, mit der Hormonderivate von Pillen & Co. im Blut oder Speichel gemessen werden können! Es wird mit künstlichen Hormonen „behandelt“, ohne dass Kontrollen möglich sind. Wie soll man in diesem Fall „Normwerte“ ermitteln, wenn normalerweise nicht eines dieser Hormonmoleküle im gesunden Körper zu finden ist? Diese Hormone können im Körper auch nicht in „natürliche“ Hormone umgewandelt werden! So kann das dem Körper fremde, schwach wirksames Estradiol-Derivat im Tamoxifen nicht im Körper überprüft werden. Es ist lediglich nachweisbar, wie die körpereigene Hormonausschüttung durch diese „künstlichen“ Hormone unterdrückt wird! Diese Unterdrückung ist über den Speichel-Hormontest sehr schön zu erkennen. Das funktioniert beim Tamoxifen genauso wie bei einer Mini- oder Mikro-Pille, die eine Schülerin oder erwachsene Frau vom Arzt verordnet bekommt. Das will unsere heutige Medizin nicht hören – die meisten gesunden Frauen auch nicht...

Für die meisten Blutanalysen gibt es verschiedene Testtechniken und Vorgangsweisen. So ist das auch beim Speichel-Hormontest. In Deutschland gibt es inzwischen etliche große und einige spezialisierte Labore, die Speichel-Hormontests anbieten. Alle drei verschiedenen, in Deutschland und weltweit, durchgeführten Versionen von Speichel-Hormontests (SHT) machen Fehlentwicklungen, gefährliche Dosierungsvorgaben von Medikamenten und Irrtümer der heutigen Medizin sichtbar! Kein Wunder, wenn diese sehr genauen Speicheltest-Verfahren in (von der Pharmazie gesponsorten) Fachzeitschriften und „Fortbildungsveranstaltungen“ als „Scharlatanerie“ bezeichnet werden. Falls Ihr Arzt mit ähnlichen Vorurteilen argumentiert, dann erwähnen Sie, dass weltweit der SHT nicht mehr wegzudenken ist – weder im Sport, bei weltweiten Forschungen und im übrigen auch in manchen deutschen Universitäten und großen Labors. Dort wird mit Ringversuchen die Genauigkeit der Methode regelmäßig kontrolliert. Vielleicht weiß das nicht jeder Arzt.

Hormonstörung als Ursache von Krebs?

In der Fachliteratur über Schilddrüsenerkrankungen wird berichtet, dass ein langfristiges Zuwenig der Schilddrüsenhormone T3 + T4 die Krebsgefahr erheblich steigen lässt. Dabei ist interessanterweise nicht in erster Linie der Schilddrüsenkrebs gemeint, sondern andere Krebserkrankungen!

Ähnliche Beobachtungen ergeben sich bei der Betrachtung der Geschlechtshormone, als auch beim Schlafhormon Melatonin und beim Stresshormon Cortisol. Über die hochsensible Speichel-Hormontestung (SHT) ist man heute in der Lage, bereits kleinste Hormonverschiebungen im Hormongleichgewicht zu erkennen. Dabei ergibt sich ein interessantes Spektrum an krebsrelevanten Verschiebungen. Bei auffallend vielen Krebsfällen wird festgestellt:

1) Langfristiger **Mangel an DHEA und Cortisol** (vermindert die Abwehrkraft des Immunsystems) – oft in Form eines schleichenden Burn-outs oder langer Erschöpfung erkennbar. Eine besonders tragische Häufung findet sich bei Frauen und Männern, die ihre Angehörigen bei Tag und Nacht pflegen oder die in einer permanenten Überforderung leben müssen.
2) Gravierender **Mangel in den Bereichen Estradiol, Estriol, Progesteron und/oder Testosteron.** Dabei müssen nicht alle diese Hormone betroffen sein – meistens sind es aber mindestens zwei Bereiche.
3) Estradiol (in natürlicher und in veränderter Derivatform) gilt als besonders potentes Wachstumshormon. Es regt die Zellteilung in besonderer Weise an. Hier spielen bereits 5 Piccogramm mehr oder weniger eine große Rolle (Freies 17-ß-Estradiol im Speichel-Hormontest)! Wird das **Verhältnis vom Estradiol zum Testosteron oder Progesteron** deutlich kleiner als es naturgemäß zu erwarten wäre, spricht man von einer Estradiol-Dominanz. Eine gravierende Dominanz von Estradiol oder Ethinylestradiol (EE) kann verursacht werden durch:

a. Ethinylestradiol (EE) in Pillen, Hormonpflaster, -ring, -implantat
b. Hochdosierte, physiologisch unangemessene Gaben von Estradiolhemihydrat, Estradiolvalerat oder 17-ß-Estradiol in Gels und Cremes. Bei einer Unterstützung sind Anwendungskontrollen zwingend erforderlich um langfristige Überdosierung und unnatürliches Zellwachstum zu vermeiden!
c. Über verstecktes, nicht deklariertes Estradiol in Hautpflege, kosmetischen Anwendungen, Gleitgel oder Massage-Ölen.
d. Hochdosierte Isoflavon-Präparate oder Soja-Konzentrate, einseitige Ernährung mit Soja-Eiweiß, extremer Konsum von Marzipan, Mandelmus, Mandelöl, Lakritze u.ä. Das gilt auch für Konzentrate von Mistelpräparaten und Cimicifuga.
e. Estradiol-Derivate in Umwelt, Wohnung und Beruf
f. Gestagen-Derivate über Pillen, Hormonring, -pflaster, -implantat und vor allem durch die Hormonspirale, die das körpereigene Progesteron blockieren.

Fragen zum Nachdenken:

- Bei welchem Krebspatienten wird vor dem Unterdrückungsprogramm mit einem Speichel-Hormontest gemessen, ob und welche Hormonbereiche tatsächlich „zu viel“ sind?
- Welche Folgen hat es, wenn ein Bereich zusätzlich unterdrückt wird, der sowieso zu niedrig ist?
- Wenn man Hormonbereiche medikamentös unterdrückt, werden bei starken und robusten Naturen

sehr wirksame Gegenreaktionen des Körpers aktiviert. Werden diese Notmechanismen beachtet und wahrgenommen?

- Welche Hormonarten werden bei den Rezeptorentests von Krebszellen verwendet? Synthetisch veränderte Pillenhormone (Xenohormone) oder körpereigene Hormone wie Östradiol, Östriol oder Östron?
- Welche Körperzelle reagiert naturgemäß grundsätzlich nicht auf natürliche, körperidentische Hormone? (Die wenigsten!)
- Was passiert im Körper mit dem schwach estrogenwirksamen Tamoxifen (und seinen Nachfolgern), das für jeden Körper ein chemischer Fremdstoff ist?
- Könnte es sich bei der Vermarktung von diesen unterdrückenden Präparaten um eine ähnliche Marketingstrategie handeln, wie wir es bei der HPV-Impfung (gegen Gebärmutterhalskrebs bei jungen Mädchen) und bei der Impfung gegen die Schweinegrippe gesehen haben?

Tumormarker / PSA

Kann man einen Tumor nicht einfach mit einem Bluttest sichtbar machen? Das wird bereits versucht, indem sogenannte Tumormarker in Blutserum, Blutplasma, im Urin, Gewebe oder in Zellen untersucht werden. Bei den Tumormarkern handelt es sich um Substanzen, die im Zusammenhang mit Tumoren entstehen können. Sie werden entweder von den Tumorzellen selbst hergestellt oder aber vom Körper als Reaktion auf den Tumor gebildet. Tumormarker sind meistens spezielle Eiweißmoleküle.

Der Begriff „Krebsmarker“ ist irreführend, denn nicht jeder Tumor ist ein Krebsgeschwür oder ein Krebsknoten! Tumormarker springen auch bei völlig harmlosen, gutartigen Tumoren an. Umgekehrt kann bei einem bösartigen Tumor die Konzentration der Tumormarker im Blut völlig normal sein. Diese Unsicherheit erschwert den Umgang mit dieser Testkontrolle. Daher werden solche Testabfragen eher als eine zusätzliche Beobachtung verwendet. Steigen die Messwerte drastisch, werden weitere diagnostische Verfahren herangezogen, um der Ursache auf den Grund zu gehen.

Nachteil dieser Tests sind Tage und Nächte der Angst vor jedem Kontrolltermin. Am bekanntesten ist der PSA-Test, der einer Prostataüberwachung dienen soll. So interessant der Gedanke einer Früherkennung von nachwachsenden Tumoren ist, es gibt auch eine Schattenseite: Falsche Messungen oder falsche Interpretation der Messungen! Was eine erhöhte Messung in einem Menschen auslöst, kann nur derjenige nachvollziehen, der regelmäßig damit konfrontiert wurde. Auch der Arzt wird alle Hebel in Bewegung setzen, um die vermeintliche Gefahr zu bekämpfen und den vermeintlichen Krebspatienten dringend zu weiteren (meist invasiven) Untersuchungen oder Operationen zu raten. Bleibt er untätig, muss er mit Klagen und Rufschädigung rechnen. Nicht jeder Arzt weiß, was zu beachten ist, um falschen Alarm beim PSA zu vermeiden!

In einem Spiegel-Artikel ist zusammengefasst, was auch in anderen Ländern längst erkannt wurde: Nach einer Entscheidung des US-Gesundheitsministeriums soll bei gesunden Männern kein PSA mehr getestet werden. Die Erfahrung zeigte, dass es in vielen Fällen zu einer falsch positiven Diagnose kommt. Aus diesem Grund zweifeln immer mehr Mediziner an der Aussagekraft des Tests. Die Folgen: In den Jahren 1986 bis 2005 wurden nach Angaben des Gremiums in den USA 1 Million Männer operiert oder bestrahlt (oder beides), die ohne den PSA-Test niemals behandelt worden wären. Mindestens 5000 von ihnen starben kurz nach der OP und 10.000 bis 70.000 litten unter schweren Komplikationen, bei 20.000 bis 30.000 kam es zu Nebenwirkungen wie etwa Impotenz oder Inkontinenz.[34]

Der neue Vorstoß des US-Gesundheitsministeriums basiert auf den Ergebnissen von fünf Studien; eine davon war im *British Medical Journal* erschienen. Auch darin zweifeln die Ärzte am Nutzen der Prostatakrebs-Vorsorge. Was für die Vorsorge gilt, hat doch auch eine Aussage für bereits erkrankte Menschen! Oder gibt es bei der Vorsorge an gesunden Männern mehr falsch positive Befunde als bei Patienten mit bereits vergrößerter Prostata? Könnte ein erhöhter PSA-Wert in manchen Fällen sogar von Vorteil sein?

All das will man in Deutschland nicht hören! Bei uns ist das ja bestimmt alles ganz anders...

Belastungstests von Giftstoffen

Der Berufsverband Deutscher Internisten schreibt auf seiner Internetseite folgendes: „Wer mit chemischen Stoffen oder im Umfeld von radioaktiver oder ionisierender Strahlung arbeitet, ist trotz strenger Sicherheitsvorschriften oft einem höheren Krebsrisiko ausgesetzt. In der Bundesrepublik werden insgesamt 6% aller Krebserkrankungen auf ein beruflich bedingtes Risiko zurückgeführt.“[35]

---

34 http://www.spiegel.de/wissenschaft/medizin/0,1518,druck-790439,00.html

35 http://www.internisten-im-netz.de/de_giftstoffe-strahlung_1250.html

Beschäftigte in folgenden Berufsbereichen haben eine größere Gefährdung für Krebserkrankungen: Aluminiumproduktion, Flug(hafen)personal, Lackierer, Reinigungspersonal, alle Arbeiten rund um den Zahnarztstuhl, Landwirte, die regelmäßig Pestizide spritzen oder Gerbereien. Auch wenn bekannt ist, dass der regelmäßige Umgang mit Asbest, Arsensäure, Benzol, Fluor, Quecksilber, Radon, Spritzmittel, Röntgenstrahlen, (Insektizide), Nickel- und Zinkverbindungen Krebs auslösen kann, werden nicht alle diese Berufstätigen Krebs entwickeln.

Bei der Einschätzung von dem, was schädlich oder nicht schädlich ist, gehen die Meinungen sehr weit auseinander. Hier gibt es verschiedene Testverfahren, die eine substanzielle Abfrage in manchen Bereichen ermöglichen. Eine Belastung von gefährlichen Schwermetallen kann über Urin-, Speichel- oder Haarprobe abgefragt werden. Erfahrene Diagnostiker sehen auch unter dem Dunkelfeldmikroskop Belastungen spezifischer Art.

Zu unserem modernen Leben gehören Elektrogeräte, Telefon, PC, Auto, Handy und Funk selbstverständlich dazu. Ob eine Krebserkrankung zusätzlich oder ursächlich durch Giftstoffe oder Strahlen begünstigt worden ist, wird uns so ein Test trotzdem nicht eindeutig beantworten können.

Gentests zum Krebsrisiko eines Menschen

Kann eine Krebserkrankung von einem Elternteil geerbt weden? Seit langer Zeit wird versucht dieser Frage nachzugehen. Es gibt seit einiger Zeit die Möglichkeit eine Krebsgefährdung auf genetischer Ebene zu erkennen. Dafür wurden Tests entwickelt, die eine familiäre Neigung zu bestimmten Krebserkrankungen sichtbar machen sollen.

Auf der unten aufgeführten Internetseite vom Deutschen Krebsforschungszentrum ist folgendes dazu zu lesen: „Bis heute gibt es keine Tests, die eine Vorhersage des allgemeinen Krebsrisikos erlauben. [...] 90% bis 95% aller Krebserkrankungen entstehen zufällig und beruhen fast immer auf somatischen, nicht vererbbaren Mutationen. [...] Ausnahmen bilden nur einige seltene Krebsarten [...] So genannte „Gentests" erlauben daher keine Aussage darüber, ob eine Person an Krebs erkranken wird oder nicht. [...] bei den meisten familiär gehäuften Tumorerkrankungen entwickelt nur ein geringer Prozentsatz der positiv getesteten Personen eine Krebserkrankung. Auch wenn die erste Mutation in diesem Fall ererbt ist und zu einem erhöhten Krebsrisiko beiträgt, sind für die Entartung einer Zelle letztendlich immer auch weitere, durch Umwelteinflüsse bedingte Mutationen notwendig."[36]

Dass wir hier einen ethischen Grenzbereich betreten ist wenigen bewusst. Es ist keine Seltenheit, dass sich Frauen nach einer solchen Untersuchung z.B. beide Brüste amputieren lassen, wenn eine „familiäre Prädisposition" vorliegt – obwohl keine Krebserkrankung nachweisbar ist. Allein die Angst, die mit einem solchen Wissen verbunden ist, kann Menschen die Freude am Leben rauben. Dies ist die schlechteste Voraussetzung für den Körper, um ein stabiles Abwehrsystem zu behalten oder zu bekommen.

Laboruntersuchungen allgemein

Noch ein Hinweis zu den mehrmals erwähnten Zell-Untersuchungen im Reagenzglas oder bei Tierversuchen. Hier

---

36 http://www.krebsinformationsdienst.de/themen/untersuchung/molekulare-diagnostikgentests.php

kommen begleitend verschiedene Tests und Messungen zum Einsatz. Nicht alle positiven Daten und Testergebnisse, die im Labor oder in Tierversuchen gewonnen werden, lassen sich direkt auf den Menschen oder auf die eingebettete Zelle im lebenden Organismus übertragen. Aber Daten, die anhand von Tierversuchen gewonnen wurden, geben Hinweise, in welcher Richtung die Wirkung oder Reaktion auch beim Menschen liegen könnte (aber nicht muss!).

In Tierversuchen oder Laborexperimenten mit Zellkulturen werden meistens extrahierte Substanzen untersucht, also isolierte Wirkstoffe. Anders sieht es aus, wenn diese Substanzen in Lebensmitteln verpackt sind und im Zusammenspiel mit anderen Pflanzenstoffen (mit Vitaminen und Spurenelementen) aufgenommen werden. Es macht einen Unterschied ob man sich ein Gramm Vitamin C (Ascorbinsäure) in den Mund schiebt oder ob ich den Saft bzw. das Fruchtfleisch einer ganzen Zitrone „genieße". Leistungssportler wissen, dass zu Vitaminkonzentraten am besten auch die dazu passende Frucht gegessen werden sollte, um eine effektivere Aufnahme und Verarbeitung der Nährstoffe zu gewährleisten. Hier kann ein Inhaltsstoff den anderen begünstigen oder potenzieren. Wenn z.B. Vitamine, Spurenelemente oder Aminosäuren die Darmflora und das Darmgewebe schützen, bedeutet das eine erleichterte Nährstoffaufnahme oder z.B. eine zuverlässige Leberfunktion. Der Körper kann so besser mit Pflanzenwirkstoffen umgehen und sich helfen lassen, die Herausforderungen im Alltag zu meistern.

Ein konkretes Beispiel dafür sind die verschiedenen B-Vitamine, die sich gegenseitig brauchen, um vom Körper aufgenommen und verarbeitet zu werden. Daher sind längere, hohe

Dosierungen von einem einzelnen Wirkstoff (erst recht ohne Anwendungspausen und Kontrollen dazwischen) oft fragwürdig. Am Beispiel vom Schöllkrautextrakt hat sich gezeigt, dass eine gleichzeitige Gabe von Vitamin C und ein Anwenden in Intervallen (also mit Pausen dazwischen) die erwünschte krebshemmende Wirkung verstärkt.

Wichtiger Hinweis zur Normwertermittlung von Laboratorien: Ein gesetzlich vorgegebener Referenzbereich (Normbereich) betrifft 70% der Menschen, die in einem Labor Messungen einreichen. Die 15 höchsten und die 15 niedrigsten Werte werden verworfen – der Rest ist „normal"! Zusätzlich muss bedacht werden, dass es sich bei Laborkunden meistens um Kranke handelt! Das heißt, der Referenzbereich ist wahrscheinlich sehr groß und in Beziehung zu Kranken zu verstehen. Erst eine sehr lange Erfahrung im Umgang mit den gleichen Testkits gibt ein Gespür für „gesunde Wohlfühl-Normwerte".

Psychologische Tests zur Stressreduktion

Stress macht krank! Kann Stress auch Krebs begünstigen? Viele Psychologen und Onkologen sagen: „JAWOHL!" Eine Schlüsselrolle spielt dabei, wie man mit Belastungen, Konflikten und täglichen Alltagsaufgaben umgeht. Stress wird individuell sehr unterschiedlich erlebt. Manche kommen erst unter Zeitdruck „in die Gänge" und zur vollen Leistungsfähigkeit. Andere fühlen sich unter Stress wie gelähmt. Wenn tägliche Überforderung auf Dauer unsere körperlichen und seelischen Grenzen übersteigt, bedeutet das für den Körper im hohen Maß Stress. Aber wo liegen die persönlichen Grenzen? Was ist für die einzelne Person auf Dauer zu viel Belastung? Wie findet man aus der permanenten Überforderung heraus?

Welche Wege gibt es, den nicht vermeidbaren Stress besser bewältigen zu können? Hier setzen Stresstherapeuten an.

Um möglichst schnell die Zusammenhänge in einem komplexen Lebensgefüge zu erkennen, sind individuelle Beratungsgespräche und Tests hilfreich. Einen solchen Test hat Professor Kuhl mit seinem Team der Universität Osnabrück entwickelt. Die verschiedenen Tests gehören zur Reihe der „Trainingsbegleitenden-Osnabrücker-Persönlichkeitsdiagnostik" (TOP). Mit Fragebögen werden Alltags- oder Konfliktsituationen und typische Reaktionen der von Stress geplagten Testperson abgefragt. (Es geht dabei nicht um eine tiefenpsychologische Analyse.) Die Antworten sollen sichtbar machen, wo die bewussten und unbewussten Stressfaktoren liegen. Was führt zu den inneren Spannungen? Wo liegen bereits vorhandene Stärken, die gezielt eingesetzt werden könnten um Spannungen zu reduzieren? Wie können Ausgleich und Entspannung gezielt eingesetzt werden? Welche Wünsche ließen sich erfüllen und Ziele erreichen – wenigstens ab und zu?

Es ist oft nicht in erster Linie der „unmögliche" Partner oder das „schwierige" Sorgenkind, das an der Überlastung „schuld" ist. Häufig ist es z.B. die Unfähigkeit, sich selbst von den Forderungen und Wünschen anderer abzugrenzen oder „Nein" sagen zu können. Wenn man es allen recht machen möchte, kommt man sehr schnell in seelische Zwickmühlen. Man fühlt sich zu Verhaltensweisen gezwungen oder in Rollen gedrängt, die man innerlich ablehnt. Psychische Spannungen entstehen u.a. auch dann, wenn man dem, was einem selbst wichtig ist, keinen Raum verschafft. Anders ausgedrückt: Kommt es zu einer Differenz zwischen dem, wonach man sich langfristig sehnt, und dem, was man tatsächlich tut, entsteht ein manchmal unbewusster, innerer Druck.

Wer sich ständig über seine Grenzen hinaus verausgabt, seine innere Überzeugung ignoriert und so unter unbewusster Spannung steht, braucht Hilfe – möglichst bevor man in der gesundheitsgefährdenden Erschöpfung landet! Man kann nicht alle Stressfaktoren aus dem Leben ausklammern, aber man kann lernen, mit Stress besser oder leichter umzugehen.

Massive Spannungen können aber auch dann entstehen, wenn eigene, überzogene oder unrealistische Erwartungen an Angehörige, Berufskollegen, Chefs, Behörden, medizinische Fachkräfte und Nachbarn permanent enttäuscht werden. Es ist sehr leicht, Höchstleistungen, Rücksicht, Verständnis u.a. von Mitmenschen einzufordern. Je weniger die eigenen Vorstellungen erfüllt werden, umso stärker können Wutgefühle eskalieren und den Stresspegel (Stresshormone Adrenalin und Cortisol eingeschlossen) aller Betroffenen steigen lassen.

Die gute Nachricht dazu: Grundhaltungen können verändert werden. Wer z.B. vom Neid oder Zorn motiviert oder beeinflusst ist, wird schwerer in die Entspannung und Ruhe finden. Dieser Bereich spielt in vielen Fällen für die Stressreduzierung eine wichtige Rolle! Das gilt sowohl prophylaktisch, als auch in einer akuten Erkrankung. Viele Verhaltensweisen oder Reaktionen könnten wir bewusst steuern und beeinflussen. Das kann man einüben und lernen. Gefühle, die krank machen können, sind Bitterkeit, Groll, tiefe Enttäuschung, Hass usw. Wenn sie den Alltag prägen, hat man wenig „Selbststeuerungsfähigkeit“. Je besser es gelingt, selbstbewusst und frei das eigene Leben zu gestalten – trotz Beeinträchtigungen – dann hat man eine gute „Selbststeuerungsfähigkeit“. Wichtig dafür sind Fähigkeiten wie z.B. sich selbst motivieren zu können, eigene Absichten oder Ziele umzusetzen, Planungsfähigkeit, Konzentrationsstärke und ein feines Gespür für die eigenen Bedürfnisse und Grenzen.

Die Testdiagnostik hilft darüber hinaus die eigenen Stärken zu erkennen und sie gezielt für die Stressbewältigung zu nutzen. Die meisten Menschen haben mehr Möglichkeiten von konstruktiver „Stressbewältigung" als ihnen bewusst ist. Über eine wissenschaftlich ausgearbeitete Abfrage und eine begleitende Unterstützung sollen Auswege aus der überwältigenden Situation gezeigt werden. Für ausgebildete Stress-Therapeuten sind die Tests ein wichtiges Werkzeug um Patienten aus einer überwältigenden Alltagssituation heraushelfen zu können. Für so manchen Krebspatienten bedeutet die Entflechtung der „Lebensknoten" einen wichtigen Heilungsfaktor.

10

Wegweiser für die zukünftige, ganzheitliche Krebstherapie

In der Naturheilkunde sucht man immer mehr nach Wegen um Ursachen von Erkrankungen zu erkennen. Eine sinnvolle und möglichst effektive Prävention und Behandlung sucht nach Zusammenhängen, die Krebs verursachen und fördern. Es ist zu kurz gegriffen, wenn wir uns beim Thema Krebs hauptsächlich mit „Notbremsen“ beschäftigen.

Es gibt bereits etliche Theorien und Therapie-Ansätze der ganzheitlichen Naturheilkunde, die beachtliche Erfolge nachweisen können. Eines haben sie gemeinsam: Nicht alle Patienten sprechen in gleicher Weise auf diese sehr unterschiedlichen Therapien oder Hilfen an. **Es gibt keine Krebstherapie auf dieser Welt (auch nicht UKRAIN) die alle Krebsherde bei jedem Patienten restlos beseitigt.**

Grundsätzlich ist es von Vorteil, wenn mehrere Hilfen kombiniert werden, um Krebszellen zu bekämpfen. Gleichermaßen müssen Ursachen der Erkrankung erkannt und aus dem Weg geräumt werden.

Kombiniert man mehrere Maßnahmen, ist eine Hilfe auf mehreren Ebenen möglich. UKRAIN ist mit allen gängigen Krebstherapien kombinierbar. Bisherige Erfahrungen haben gezeigt, dass Kombinationen mit UKRAIN immer zu besseren Erfolgen geführt haben, als eine schulmedizinische Chemotherapie allein.

Besonders erfolgversprechend sind Kombinationen von UKRAIN und Vitaminen (speziell hochdosiertes Vitamin C), sowie mit Spurenelementen wie Selen und Germanium. Auch in dieser Hinsicht wären weitere Studien an Kliniken notwendig und könnten vermutlich so die Effektivität der UKRAIN-Therapie wesentlich erhöhen.

Wenn mehrere solcher Therapieformen kombiniert werden, kann man ein breiteres Ursachen-Therapie-Spektrum abdecken, als wenn man sich nur auf eine Form festlegt. Hier wären noch viele therapeutische Schätze zu entdecken und zu heben. Dabei wäre zu unterscheiden zwischen

- den direkten „Bekämpfungsmaßnahmen" der Krebsherde und
- den „Korrektur-Therapien" von Ursachen und Verstärkern

Versuche von kombinierten Therapieformen bei Krebs

Erste Erfahrungen gibt es bereits!

a. Im Rahmen von Studien wurde zunächst UKRAIN mit herkömmlicher Chemo und Strahlenbehandlung kombiniert und verglichen.

b. Bereits erwähnt wurde die Klinik Villa Medica in Edenkoben, in der bei schulmedizinisch „austherapierten" Prostatakrebspatienten mit UKRAIN und gleichzeitiger Hyperthermie erfolgreich behandelt wurde.

c. Mit Leber- und Darm-Therapien vertraute Naturheilärzte, werden immer zuerst diese beiden Bereiche zusätzlich ins

Visier nehmen – inklusive einer ausgewogenen Nahrungszusammenstellung.

d. Wer um die Geheimnisse eines natürlichen Hormongleichgewichts weiß, wird selbstverständlich auch im Krebsfall die Hormone ins Lot bringen (anstatt sie zu blockieren!), um so dem Körper und seinem Immunsystem eine wesentliche Hilfe zu geben. In diesem Bereich haben wir ein ähnliches Phänomen wie im Ernährungsfeld: Darmkrebs kriegen nur die anderen! Eine Vielzahl von Frauen verdrängt schlicht und ergreifend u.a. die Brustkrebsgefahr einer hormonellen Empfängnisregelung (mit synthetischen Hormonen). Aber seit den Anfangsjahren der Pillenentwicklung ist bekannt, was eine Manipulation mit körperfremden Hormonmolekülen langfristig für den Körper bedeuten kann. Das Ethinylestradiol, das in den meisten Pillen enthalten ist, hat eine 4-fach höhere Wirksubstanz als das körpereigene 17-ß-Estradiol. Das bedeutet Zellteilungsimpulse und Fettspeichern x 4! Wer glaubt, dieses Problem mit einem Gestagen-Derivat (Minipille) umgehen zu können, sollte wissen, dass besonders in hormonsensitivem Gewebe wie in Schilddrüse, Brust, Eierstöcken, Bauchspeicheldrüse und Nebennieren ebenso Verhärtungen entstehen können, wie das bei dieser Art der Empfängnisverhütung in der Gebärmutter erwünscht ist.

e. Eine geschwächte Immunabwehr und ein Erschöpfungszustand durch hohe Belastung im Familien- und Berufsleben dürften ein weiteres, breites Ursachenfeld abdecken (was ebenso einen direkten Bezug zum Hormongleichgewicht hat). Die seelsorgerliche und psychotherapeutische Begleitung spielt nicht nur bei Beziehungskrisen eine Rolle, sondern sollte auch bei Stress-Management, Pflege im häuslichen Bereich und bei (früheren oder akuten) Traumaerfahrungen unbedingt einbezogen werden. Es gibt sehr effektive Hilfen, um z.B. einen Pflegenotstand in Familien zu vermeiden.

f. Besonders erschreckend sind Krebserkrankungen nach einer Geburt – oft auch bei kinderreichen Müttern! Die Zeit unmittelbar nach der Geburt ist für die Immunabwehr eine der schwächsten Zeiten im Leben einer Frau. Hier durch gezieltes Vorbeugen und notfalls eine nährstoffreiche, hormonelle Unterstützung anzubieten, wäre eine sehr sinnvolle Prophylaxe!

g. Eine weitere „Krebs-Ursachen-Vermeidung" wäre ein Verzicht auf radiologische Untersuchungen, zumindest so weit wie irgend möglich – auch bei der Therapie-Kontrolle! Das schließt Mammografie, CT-Aufnahmen, Knochendichte-Messungen und Zahn-Panorama-Aufnahmen ein!

Eine Krebserkrankung wird erneut auftreten, wenn nicht gleichzeitig die Ursachen erkannt und vermieden werden (z.B. seelische oder berufliche Überforderung oder Nöte, Nahrungseinseitigkeiten, unausgewogener Lebensstil, Genussgifte, Umweltbelastungen usw.). Insofern ist es sehr sinnvoll, sich Literatur zu beschaffen und Experten aufzusuchen, die solche möglichen Verursacher kennen und im Einzelfall bei der Suche nach möglichen Ursachen behilflich sind.

Im zweiten Teil dieses Buches finden Sie eine lange Liste von Möglichkeiten der Ursachensuche und Ursachenbekämpfung. Zusätzliche Literatur und Selbsthilfeinitiativen können diese erweitern und vertiefen.

Teil B

Vorwort

Naturheilkunde und Forschung

Alte Hausmittel sind längst Gegenstand wissenschaftlicher Forschungen geworden. So beschäftigt sich die deutsche Universität in Freiburg seit längerem mit der Untersuchung uralter Naturheilverfahren. Der deutsche Schriftsteller und Dokumentarfilmer Daniel Oliver Bachmann berichtet in seinem Buch *Die Wüstenapotheke* nicht nur über erstaunliche Heilerfolge mit afrikanischen Pflanzen, sondern auch über einen neuen Weg, den man an der Freiburger Uni geht. Dort wurde ein eigenes Zentrum für Naturheilkunde eingerichtet, an dem Akupunktur, Schröpfen und Heilpflanzentheorie genauso unter die Lupe genommen werden, wie Homöopathie oder die „Traditionelle Chinesische Medizin" (TCM). Andere Universitäten folgen dem Beispiel (Erlangen, Duisburg-Essen, Rostok, Bochum, Berlin, München u.a.).

Das Entscheidende ist, dass alte Heilmethoden durch wissenschaftliche Studien begleitet werden. Der westlichen Welt soll das Vertrauen in Naturheilverfahren zurückzugeben werden.

Daher soll über diese Fakultäten die Wirksamkeit einzelner Verfahren und Behandlungsstrategien, sowie deren Nutzen und Risiken nach wissenschaftlichen Maßstäben überprüft werden.

Unsere Universitäten greifen auf, was teilweise bereits seit vielen Jahren in Initiativen und Naturheilkundeverbänden entdeckt, gesammelt und erprobt wurde. Die „Karl und Veronika Carsten-Stiftung“ ist hier besonders zu erwähnen! Das Spektrum der angebotenen Hilfen ist sehr groß. Was macht Sinn? Was nehme ich in Anspruch? Wem glaube ich? Wie sicher ist das Verfahren? Ist es das Geld wert? Fragen über Fragen begleiten uns auch im Bereich der Naturheilkunde. Dieser 2. Teil des Buches möge Ihnen Kriterien aufzeigen und zum offenen Gespräch mit den Therapeuten ermutigen. Auf viele Methoden können wir hier aus Platzgründen nicht eingehen.

Alternative Wege für Krebs-Prävention und Krebs-Therapie

Wir wissen, dass UKRAIN bei manchen Krebsarten und Menschen erfolgreicher eingesetzt wird, als bei anderen. Daher soll hier nicht ein einzelnes Medikament alleine erörtert werden. Es gibt weitere, sehr interessante Erfahrungen, wie eine Tumorerkrankung überwunden werden kann. Mittlerweile gibt es ganze Bibliotheken voll mit Literatur zur alternativen Krebsbehandlung. Daher soll hier nur beschränkt auf die wichtigsten natürlichen Therapien eingegangen werden, die für begleitende und vorbeugende Krebsbekämpfung wichtig sein könnten.

Alternative Therapie-Wege können in zwei große Gruppen eingeordnet werden.

1. Krebszellenvernichtung (Beseitigung der bereits entstandenen Krebszellen oder Metastasen)
2. Ursachenbekämpfung (Maßnahmen von möglicher Ursachenbeseitigung)

Zu 1: Weltweit sind viele Fachkräfte überzeugt, dass sowohl Operationen, Thermografie, UKRAIN, herkömmliche Chemotherapie und andere Behandlungsmethoden ernst zu nehmende Maßnahmen für die Beseitigung von Tumoren sind! Sie werden gezielt an den betroffenen Organen eingesetzt. Aber sie alle beseitigen nicht die möglichen Ursachen von Krebs – auch nicht UKRAIN! Daher müssen wir sehr vorsichtig sein mit Behauptungen, dass eine einzelne Therapieform einen Krebspatienten heilen würde.

Solange die Ursachen und Verstärker der Krebserkrankung nicht erkannt und beseitigt sind, kann man nur sehr eingeschränkt oder kurzfristig von „Heilung“ sprechen.

Zu 2: Die Frage nach möglichen Ursachen für die Entstehung von Krebs im Einzelfall ist deshalb wesentlich und sollte mit allem Ernst geklärt werden. Krebs fällt nicht einfach so vom Himmel herab auf denjenigen, der einfach Pech hatte! Bleibt diese Frage unbeantwortet, dann ist die Wahrscheinlichkeit groß, dass nach einem Entfernen des Krebsherdes bald neue Tumorzellen auftauchen. Insofern muss Prävention, Ursachenbeseitigung und Therapie gleichberechtigt Hand in Hand gehen.

Schauen wir uns nach diesen beiden Gesichtspunkten einige der alternativen Therapieformen an.

1

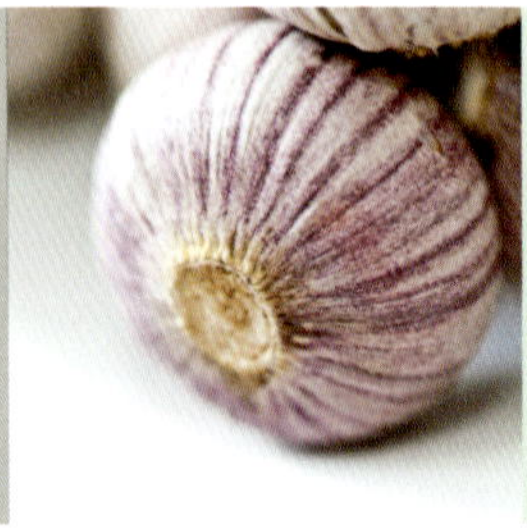

Alternative Hilfen durch Nahrungsmittel

Ernährung

Du bist, was du isst!

Für viele medizinische Fachkräfte zählen diätetische Maßnahmen zu den wichtigsten alternativen Strategien gegen Krebs. Die Zellerneuerung hängt von unserer Ernährungsweise ab. Was wir essen, beeinflusst unseren Stoffwechsel und Organismus. Innerhalb kurzer Zeit erneuern sich die Zellen fast des gesamten Körpers. Damit haben wir eine großartige Chance zur Regenerierung und Erholung. Das Immunsystem braucht Unterstützung über unsere Nahrung, um die Erkrankung besiegen zu können.

Gleichermaßen schützen Nahrungsbausteine vor weiteren gesundheitlichen Problemen. Eine ausgewogene Ernährung kann einen Gesundungsprozess wesentlich beeinflussen.

Der gemeinsame Nenner gesunder Kost lautet:

- Viel Obst und Gemüse, möglichst roh, erntefrisch und ungespritzt - auch als nicht erhitzter Presssaft oder Mixgetränk
- Zartes, mageres, gedämpftes Fleisch - weder geräuchert noch gegrillt
- Biovollkorn- und Biomehrkornprodukte
- Ungesättigte Fettsäuren wie in Fisch und in kaltgepressten Ölen (von Lein, Raps, Olivenöl, Weizenkeimen, Nüssen, Kokos usw.)
- Möglichst keine gesättigten, erhitzten Fette wie Margarine oder Fritteuseöl
- Wenig Zucker, absolut keinen synthetischen Süßstoff sondern Stevia oder natürliche Süßungsmittel
- Kein „Fastfood“, keine Fertigprodukte

Vitamine, Mineralstoffe und Spurenelemente

Diese Substanzen sind notwendig für die Stoffwechselvorgänge in unserem Organismus und werden mit der Nahrung aufgenommen. Zu wenig davon kann krank machen, zu viel auch. In Zusammenhang damit werden vor allem die Vitamine A, C und E diskutiert.

Enzyme

Enzyme sind lebenswichtig. Ohne sie läuft nichts im gesamten Stoffwechsel. Enzymmangel bedeutet einen eingeschränkten oder gestörten Stoffwechsel. Enzyme spielen nicht nur im Kampf gegen Krebs eine herausragende Rolle. Es gibt viele verschiedene Enzymarten in unserem Körper. Sie sind organische Substanzen, die als Katalysatoren wirken und im Stoffwechsel der Lebewesen fast alle Reaktionen steuern. Zink aktiviert mehr als 70% der Enzyme – daher kommt es auch hier auf ein Zusammenspiel von mehreren Faktoren an! Enzyme leisten Ungeheuerliches: Eine winzige Enzymmenge bringt bei Körpertemperatur chemische Reaktionen zustande, die man mit den üblichen Mitteln der Chemie nur durch den Einsatz aggressiver Chemikalien und hohen Temperaturen in Gang setzen könnte.

Die Bedeutung von Enzymen bei Krebserkrankungen beschäftigt Heilpraktiker, Ärzte und Wissenschaft. Stellvertretend für andere sei hier Prof. Dr. Karsten Münstedt genannt. Er ist Onkologe an der Frauenklinik der Universität Gießen. Prof. Münstedt berichtet, dass ein günstiges Zusammenwirken von Heilpflanzenölen und pflanzlichen Enzymen seinen Krebspatientinnen zugute kommt. Sie ertragen die oft schweren Nebenwirkungen der Chemotherapie deutlich besser. Zudem wurde in anderen wissenschaftlichen Studien festgestellt: Proteoloytische Enzyme (beispielsweise aus der Papaya) können Entzündungsvorgänge im Körper unterdrücken und wirken dadurch der Ausbreitung bösartiger Erkrankungen entgegen.

Prof. Münstedt: „Entzündungshemmende Enzymtherapie, kombiniert mit den Eigenschaften der Procyanidine, bietet eine vielversprechende Ergänzung der Krebstherapie. Wir planen weitere eigene Untersuchungen, gerade in Anbetracht der wachsenden Nachfrage durch betroffene Patienten.“ Er hält es für möglich, dass Traubenkernöl möglicherweise auch direkt auf den Tumor wirkt. Dies bestätigen portugiesische Untersuchungen bei Brustkrebspatientinnen: Das Procyanidin enthaltende Traubenkernöl hat wohl eine wachstumshemmende Wirkung auf Brustkrebszellen.

Traubenkernölhaltige Enzymkombinationen werden seit

über drei Jahren bei Krebspatienten an der Uniklinik in Gießen angewandt. Beim Thema Enzyme und Krebstherapie kommt man nicht an der Arbeit von Dr. Heinrich Kremer vorbei. Er entwickelte die

Cellsymbiosis-Therapie®

Dr. Kremer betont in besonderer Weise die Bedeutung von Enzymen für eine ungestörte Zellfunktion (nicht nur bei Krebspatienten). Die meisten heutigen Krankheiten sind nach seiner Auffassung eine Störung der Zellatmung. Auf dieser Grundlage entwickelte er seine Krebstherapie.

Durch seine Bemühungen rückte mehr und mehr die Zellaktivität in den Fokus von Diagnose und Therapie. Dr. Kremer versteht Krebs und seine unzähligen Vorläufererkrankungen als eine Folge von dauerhafter und zunehmender Störung der Mitochondrienfunktion. Mitochondrien sind die Kraftwerke in unseren Zellen. In jeder Zelle gibt es rund 1.500 Mitochondrien. Wenn deren Leistungsfähigkeit abnimmt, reduzieren sich nach Dr. Kremers These auch Hormone, Enzyme, Aminosäuren und Immunzellen. Umso wichtiger ist ein sorgsames Auffüllen von fehlenden Nährstoffen.

Über einen Bluttest wird abgefragt, wo Nährstoffmängel vorliegen. Entsprechend dieser Messung wird dann ein Behandlungsplan mit Enzymen und Nährstoffen erarbeitet, um die Stabilisierung der Zellaktivität zu sichern. Über Infusionen oder Tabletten werden in einer speziellen Zubereitung Vitamine, Spurenelemente und ein Aminosäurepräparat verabreicht.

Eine der enzymreichsten Pflanzen ist die Ananas. Daher ist es naheliegend, hier nach einer Bedeutung von Ananas-Enzymen für die Krebstherapie zu suchen:

Ananas-Enzyme bei Krebs

Im *Queensland Institute of Medical Research* in Sydney beschäftigt man sich in einer laufenden Studie mit der speziellen Wirkungsweise des Ananas-Enzyms Bromelain. Die Forscher unter Leitung von Dr. Tracey Mynott identifizierten zwei Moleküle:

- CCZ regt das menschliche Immunsystem dazu an, Krebszellen zu zerstören.
- CCS blockiert ein bestimmtes Protein, das bei 30% aller Krebsarten eine Fehlfunktion hat.

Diese beiden Entdeckungen lassen hoffen, dass Bromelain in Zukunft noch mehr Bedeutung für die Krebstherapie bekommt. Dr. med. Rudolf Inderst, Enzymexperte und Leiter der Enzym-Initiative Bromelain (EIB-München), weist darauf hin, dass der Verzehr von frischer Ananas nicht ausreicht, um das darin enthaltene Enzym Bromelain therapeutisch zu nutzen. Die Konzentration des Wirkstoffes in der Ananasfrucht ist zu gering. Daher wird Bromelain in Konzentratform in Tabletten rezeptfrei in der Apotheke angeboten.

Bromelain wird bereits mit großem Erfolg angewandt, um die konventionelle Krebsbehandlung zu ergänzen. Besonders hilfreich scheint es für die Linderung von Schwellungen zu sein, die typischerweise nach Operation, Chemotherapie oder Bestrahlung auftreten. Ob der Wirkstoff Bromelain auch die Neubildung von Metastasen verhindert kann, wird in laufenden Untersuchungen geprüft.

Dies ist ein Grund mehr, sich die Ananas als köstliche Frucht schmecken zu lassen!

Vitamin A

Wie Prof. Dr. Angelika Anders-von Ahlften in ihrer Publikation „Biologische Krebsbehandlung“ feststellt, konnte man beobachten, dass Eskimos, deren Nahrung einen sehr hohen Vitamin A Anteil aufweist, unter anderem eine hohe Widerstandskraft gegen Krebs besitzen. Bei Speiseröhren- und Magenkrebspatienten konnte man im Blut kaum noch Vitamin A finden. Und Raucher mit Vitamin A Mangel entwickelten besonders häufig Lungenkrebs.

Vitamin A wird auch Epithelschutzvitamin genannt, da es sehr wichtig für den Aufbau von Haut und Schleimhäuten ist. Vitamin A konnte eine gewisse Wirksamkeit (bei der Krebsvorsorge für die Haut) nachgewiesen werden. Dieses Vitamin scheint auch mitzuhelfen, krebsauslösende Gene zu unterdrücken und bereits geschädigte Zellen sich nicht mehr weiter verändern zu lassen.

Vitamin A kommt ausschließlich in tierischen Produkten wie Eidotter, Leber und Lebertran vor. Provitamin A, also die Vorstufe zu Vitamin A, findet sich in Karotten, Petersilie, gelben oder dunkelgrünen Gemüsen wie Spinat, Mangold, Brokkoli und Kraut.

Vitamin B 17 (Aprikosenkerne)

Das Vitamin B17 hat noch weitere Namen. Es ist auch bekannt geworden unter „Amygdalin“ oder auch „Laetrile“. Es ist in vielen bitter schmeckenden Samenkernen enthalten. Eine besonders hohe Konzentration findet sich in bitteren Aprikosenkernen. Dieses B17 wird in den letzten Jahren gerne zur Krebsbekämpfung empfohlen. Der Pflanzenwirkstoff wird ähnlich kontrovers diskutiert wie UKRAIN. Wer dazu eine Kostprobe möchte, braucht sich nur die Erörterungen zum Vitamin B 17 auf der Wikipedia-Plattform ansehen... Hier und auch in offiziellen Informationsdiensten von Arztverbänden wird vor Vitamin B17 und der Blausäure in Aprikosenkernen gewarnt.

Eine sehr interessante Erörterung und Beschreibung findet sich unter der Internetseite www.vitamin-b-17.info Hier kann man eine sehr ausführliche Broschüre kostenfrei herunterladen.

Was ist Vitamin B 17?

Heilpraktiker Peter Kern schreibt dazu auf seiner Homepage: „Vitamin B 17 ist ein Bitterstoff und findet sich besonders in Kernobst. Der Hauptwirkstoff besteht aus je einem Molekül Hydrogenzyanid (Blausäure) und Benzaldehyd (ein Schmerzmittel). Normales Gewebe nimmt Vitamin B 17 auf, kann es aber mangels des Enzyms beta-Gucosidase nicht in diese beiden Bestandteilen aufteilen.
Wie wirkt Vitamin B 17 auf Krebszellen?

Vitamin B17 setzt sich aus zwei Glukoseeinheiten zusammen: Benzaldehyd und Zyanid, die beide zusammen eine stabile Verbindung bilden. Zyanid ist hochgiftig und in höherer Dosierung tödlich. In seiner natürlich gebundenen Form ist es jedoch chemisch inaktiv und hat keinerlei Wirkung auf lebendes Gewebe (Analogie: Chlorgas ist tödlich, die Verbindung von Chlor mit Natrium zu Natriumchlorid benutzen wir als Kochsalz). Nur eine Substanz kann Laetril aufspalten, nämlich das Enzym Beta-Glukosidase. Wenn Laetril unter Anwesenheit von Wasser mit diesem Enzym zusammentrifft, wird sowohl das Cyanid als auch das Benzaldehyd freigesetzt, welches isoliert ebenfalls hochgiftig ist. Wenn beide Stoffe zusammenwirken, sind sie mindestens 100 mal so giftig wie jede dieser Substanzen für sich (Synergieeffekt). Das Spaltenzym Beta-Glukosidase ist im Körper ausschließlich in Krebszellen in großen Mengen vorhanden, oft mehr als das 100fache der Konzentration von gesunden Zellen. So wird Vitamin B17 in der Krebszelle aufgespalten und seine Gifte wirken nur dort.

Ein weiteres wichtiges Enzym namens Rhodanese (Thiosulfat-Sulfur-Transferase) wirkt als Schutzenzym, weil es Zyanid neutralisieren und in Nebenprodukte umwandeln kann, die für die Gesundheit nützlich sind. Man findet es überall im Körper in großen Mengen – außer in Krebszellen. Gesundes Gewebe ist somit geschützt, da das Schutzenzym die Wirkung des Spaltenzyms vollständig neutralisiert. Dagegen reagiert die Krebszelle sehr empfindlich auf die Freisetzung von Zyanid und Benzaldehyd, weil ihr das Schutzenzym fehlt und sie eine wesentlich höhere Konzentration vom Spaltenzym hat.“ [37]

Wenn dies stimmt, hätten wir hier eine weitere Form der selektiven Krebszellen-Bekämpfung, die mit weiteren Maßnahmen kombiniert werden könnte.

Herr Kern schreibt:

„Dass Vitamin B17 in reiner Form tatsachlich ungiftig ist, wurde auch durch ein biochemisches Gutachten erwiesen, welches im Rahmen einer Gerichtsverhandlung über die eventuelle Gefährlichkeit von Vitamin B17 in Auftrag gegeben wurde. In Deutschland wurde nun weltweit zum ersten Mal die Ungefährlichkeit von Vitamin B17 letztinstanzlich festgestellt.“ [37]

Dieses Urteil dürfte sich auf die Bezugsmöglichkeit von B17-Injektionen in Apotheken auswirken. Die Fachkräfte, die mit B 17 therapieren, sind noch rar. Es ist zu hoffen, dass weitere

---

37 www.vitamin-b-17.info

Praxiserfahrungen und therapeutische Möglichkeiten mit Vitamin B 17 dazukommen.

Alles Weitere zum Thema B 17 kann der genannten Internetseite entnommen werden..

Vitamin C

Eine der Bedeutungen von Vitamin C kennt man seit langem aus der historischen Seefahrt. Matrosen, die zu wenig Vitamin C-reiches, frisches Obst und Gemüse bekamen, erkrankten an der wohl bekanntesten Mangelerscheinung, dem Skorbut. Es beginnt mit Mattigkeit, Apathie, Zahnfleischbluten, Zahnverlust und kann in gravierenden Fällen durch Herzschwäche und Infektionen zum Tod führen.

Heute weiß man, dass Vitamin C eine wichtige Rolle beim Aufbau von Bindegewebe und bei der Wundheilung spielt. Weiter verbessert es die Eisenaufnahme im Körper und schützt vor Infektionen. In der Krebsvorsorge scheint Vitamin C vor der Bildung von Nitrosaminen im Magen zu schützen. Diese entstehen bei Genuss von Nitrat-gedüngtem Gemüse oder mit Nitratsalzen konserviertem Fleisch.

Vitamin C holt man sich am besten aus der Natur: besonders viel davon enthalten ist in frischen Orangen und Zitronen, in Kiwi und Brokkoli, schwarzen Johannisbeeren, Hagebutten, Paprikaschoten und Sanddorn.

Vitamin D und Krebs

Sonnenlicht ist wichtig, um die Vitamin D-Produktion im Körper in Gang zu halten. Je weniger Sonne und Tageslicht die Haut berühren, umso weniger Vitamin D wird im Körper gebildet. Personen, die sich hauptsächlich in geschlossenen

Räumen aufhalten oder Bewohner von Ländern mit weniger Sonnentagen haben ein höheres Vitamin-D-Mangel Risiko mit seinen typischen Folgen. So fand der Wissenschaftler Cedric Garland (*Universität San Diego*/CA-USA) heraus, dass Darmkrebs in den sonnenärmeren Nordoststaaten der USA doppelt so häufig auftritt, wie im sonnigen Süden. Bereits im Jahr 1980 veröffentlichte Garland Hinweise auf einen Zusammenhang zwischen einer ausreichenden Vitamin-D-Versorgung und niedrigerem Krebsrisiko (Garland und Garland, 1980 und 2006).[38] Die amerikanischen Wissenschaftler stellten fest, dass Vitamin-D-Mangel bei etwa 20 Krebsarten das Erkrankungsrisiko erhöhen kann. Auch andere schwere Leiden, wie Herzerkrankungen, Multiple Sklerose, Diabetes und Zahnfleischerkrankungen scheint das Power-Vitamin abwehren zu können. Das scheint seine bekannte Eigenschaft als „Turbo-Unterstützer" für die Immun-Abwehr zu bestätigen.

Die schützende Rolle des Vitamin D

Vitamin D gilt als Vorstufenhormon, das im Körper in aktive Hormone umgewandelt werden kann. Diese stützen die Knochen, regulieren das Zellwachstum und beugen unerwünschte Zellwucherungen vor. Noch sind nicht alle Vitamin D-Wirkungen im Detail geklärt.

---

38 Garland and Garland: *Do sunlight and vitamin D reduce the likelihood of colon cancer?* Int J Epidemiol 1980, 9:227-231

Garland and Garland: *Do sunlight and vitamin D reduce the likelihood of colon cancer?* Int J Epidemiol 2006, 35:217-220

Garland et al.: *The Role of Vitamin D in Cancer Prevention.* Am J Public Health 2006, 96:252-261

Wissenschaftliche Studien zu Vitamin D

Eine große Studie mit Frauen in der Postmenopause zeigte ein deutlich höheres Brustkrebs-Risikos, wenn Frauen mit Vitamin-D unterversorgt sind (Abbas et al. 2008)[39]. Bei bereits erkrankten Brustkrebspatientinnen machte sich eine regelmäßige Vitamin-D-Gabe mit einer längeren Lebenszeit bemerkbar. (Goodwin und Mitarbeiter 2009)[40]. Diese Beobachtungen lassen das Vitamin D als unterstützenden Nahrungsbaustein für Krebspatienten besonders interessant werden. Wenn Vitamin D-Gaben das Krebsrisiko tatsächlich verringern, dann kommt es als Prophylaxe und als begleitendes therapeutisches Element in Frage.

Interessant ist eine Studie von Lappe und Mitarbeitern (2007). Insgesamt 1179 postmenopausale Frauen wurden in drei Gruppen aufgeteilt: Gruppe 1 erhielt ein Placebo, Gruppe 2 erhielt nur Kalzium und Gruppe 3 erhielt Kalzium + Vitamin D.

Das Ergebnis kann sich sehen lassen! Die Probandinnen der Gruppe 3 (Kalzium + Vitamin D) zeigten ein deutlich geringeres Risiko (70% niedriger!) einer Tumorerkrankung als die Gruppe 1 (Placebo-Gruppe). Diese und weitere Untersuchungen[41]

---

39 Abbas et al.: *Serum 25-hydroxyvitamin D and risk of post-menopausal breast cancer-results of a large case-control study.* Carcinogenesis 2008, 29:93-99

Abbas et al.: *Vitamin D receptor gene polymorphisms and haplotypes and postmenopausal breast cancer risk.* Breast Cancer Research 2008, 10:R31; DOI:10.1186/bcr1994

40 Goodwin et al.: *Prognostic Effects of 25-Hydroxyvitamin D Levels in Early Breast Cancer.* J Clin Oncol 2009, 27:3757-3763

41 Lappe et al.: *Vitamin D and calcium supplementation reduces cancer risk: results of a randomized trial.* Am J Clin Nutr 2007, 85: 1586-91

Dusso et al.: *Vitamin D. Am J Physiol Renal Physiol 2005,* 289: F8-F28

Schwartz and Skinner: *Vitamin D status and cancer: new insights.* Curr Opin Clin Nutr Metab Care 2007, 10: 6-11 lieferten die Grundlage für die Empfehlung eines wünschenswerten Vitamin D-Spiegels von 30 – 70 ug/L (max. 100 ug/L). Das bedeutet, dass eine Vitamin-D-Testung für Krebspatienten sinnvoll erscheint.

Mit anderen Worten: es wird von vielen Autoren empfohlen, den Vitamin D-Spiegel zu bestimmen und ggf. durch Vitamin D-Gaben und -Nahrung anzuheben. Fischsorten wie Sardinen, Lachs, Thunfisch und Makrelen sind hochwertige, natürliche Vitamin-D-Lieferanten. Als besonders Vitamin D-reiche Früchte werden Avocados aufgeführt. In Apotheken kann man auch Vitamin-D Fertigpräparate kaufen. Die einzelnen Dosierungen wären mit der behandelnden Fachkraft zu erörtern.

Nicht zu vergessen wäre hier die wichtige Rolle von starken Lux-Lampen im Wohnumfeld oder am Arbeitsplatz und Spaziergänge im Freien. Selbst an wolkigen Tagen hat das Sonnenlicht Kraft genug, um über den Hautkontakt das Vitamin D im Körper anzukurbeln.

Vitamin D kann leider nicht alle Krebserkrankungen verhindern. Das kennen wir von allen Maßnahmen, die im Kampf gegen eine Krebserkrankung eingesetzt werden können. Doch was für weitere Möglichkeit könnte es bieten, wenn es in Kombination mit anderen Methoden eingesetzt wird?

Vitamin E

Das dritte Vitamin, das immer wieder im Zusammenhang mit Krebstherapien genannt wird, ist das Vitamin E, im Volksmund bekannt auch als „Fortpflanzungsvitamin“, weil es nicht nur die Zellatmung und den Muskelaufbau beeinflusst, sondern auch unentbehrlich ist für die Funktion der männlichen Keimdrüsen und einen normalen Schwangerschaftsverlauf.

Medizinische Studien lassen vermuten, dass Vitamin E vor der Entwicklung einiger Krebsarten wie Prostata- und Darmkrebs schützt. Desweiteren gilt es als Radikalfänger und als Schutz vor Angriffen krebserregender Substanzen auf unser Erbmaterial.

Besonders reich an Vitamin E sind Pflanzenöle, Nüsse, Kürbis- und Sonnenblumenkerne, Haferflocken, Vollkornprodukte, Butter und Eier.

Im *Ratgeber unkonventioneller Krebstherapien* (Herausgeber: Karsten Münstedt) wird allerdings davor gewarnt, unkontrolliert hohe Mengen dieser Vitamine zu sich zu nehmen, da es bei Überdosierung zu unerwünschten Nebenwirkungen kommen kann. Die Behandlung, auch wenn es sich „nur“ um Vitamine handelt, muss mit dem Arzt abgesprochen werden. Das gilt auch für Mineralstoffe und Spurenelemente, von denen hier nur die wichtigsten genannt werden:

Selen

wird angewendet zur Abschwächung von Nebenwirkungen bei der Krebsbehandlung, zur Vorsorge und zur Verhinderung eines Rezidivs (Wiederauftreten des Tumors). Interessant am Selen ist seine Eigenschaft Schwermetalle an sich zu binden und aus dem Körper auszuleiten. Das hat bei Entgiftungskuren eine besondere Bedeutung. Selen findet sich in Seefisch, Meeresfrüchten, Innereien, Hülsenfrüchten, Sonnenblumenkernen und Getreide.

Kalzium

Im Gegensatz zu Zink, dem man kaum Einfluss auf Krebserkrankungen zuschreibt, ordnet man Kalzium einen positiven

Effekt zu. Es gibt zwar keine medizinisch gesicherten Beweise für einen günstigen Einfluss auf Wachstum oder Metastasierung, doch man vermutet eine speziell schützende Wirkung bei Darmkrebs. Kalzium bildet mit Gallen- und Fettsäuren schwer lösliche Kalkseifen, die unsere Darmschleimhaut schützen. Kalzium ist vor allem in Milchprodukten, Mandeln, Brokkoli, Grünkohl, Fenchel und Lauch enthalten.

Magnesium

Ohne Magnesium geht im Körper gar nichts. Es ist für die Muskeltätigkeit zuständig, reguliert die Stabilität und Erregbarkeit der Zellmembrane sowie die Ausschüttung von Adrenalin und hat wesentlichen Einfluss auf die Herztätigkeit. Was Tumorerkrankungen anbelangt, gibt es keinen Hinweis dafür, dass Magnesium einen direkten Einfluss auf das Wachstum oder die Metastasierung hat. Bei Magnesiummangel im Rahmen von Tumortherapien werden Magnesiumgaben empfohlen. Natürliche Magnesiumlieferanten sind Vollkorn, Hülsenfrüchte, Nüsse, Kürbis- und Sonnenblumenkerne, Leber, Geflügel, Orangen und Bananen.

Ernährungsrichtlinien bei Krebs

Heute ist viel von Diäten die Rede – die meisten Diätpläne drehen sich um Gewichtsreduzierung oder um das Überwinden von Erkrankungen. Daher kennen wir eine Leber-Schonkost, Richtlinien für Diabetiker, Darm- und Entschlackungskur, Ernährung nach Bruker und auch Metabolic Balance. Gibt es auch spezielle „Krebs-Diäten“? Zwei solcher Versuche seien hier erwähnt:

Die Öl-Eiweiß-Kost

Das Prinzip dieser Diät ist die Vermeidung schwer verdaulicher Fette durch „gute“, also leicht verbrennbare Fette. Fette liefern Energie und Spannkraft.

Frau Dr. Johanna Budwig (Freudenstadt, Württemberg) war Apothekerin, Chemikerin, Physikerin und studierte nebenbei auch noch Medizin. Sie entwickelte einen Speiseplan, der schwerpunktmäßig geprägt war von Leinsamen-Honig-Granulat, frisch gepressten Obstsäften, Gemüsesäften und Kräutertees.

Der klassische Tagesplan einer „Budwig-Diät“:

Morgens: Sauerkrautsaft vor dem Frühstück. Es folgt ein Müsli mit frisch gemahlenen Leinsamen und Obst plus einer Mischung aus Quark, Leinöl und Honig. Als Getränk dient ein Tee.

Mittags: Die Vorspeise besteht aus Rohkostsalat, einer Quark-Leinöl-Mischung mit Zitronensaft, Senf, Kräutern wie Majoran, Dill, Petersilie und Gewürzgurken. Als Hauptspeise gibt es schonend gegartes Gemüse vermischt mit, unmittelbar vor dem Essen dazugegebenem, Leinöl, Kokosfett, Zwiebeln und Knoblauch. Als Beilage wird Reis, Buchweizen oder Hirse gereicht. Zum Nachtisch gibt es eine Quark-Leinöl-Variation als Zitronen-, Wein- oder Vanillecreme – mit frischen Früchten garniert.

Abends (spätestens 18 Uhr): Reis, Buchweizen oder Haferflocken mit pikanten Soßen oder in Form von Suppen – mit kalt gepressten Ölen angereichert.

Diese Diät ist für Krebspatienten nur bei genauer Einhaltung sinnvoll. (Ausführliche Informationen über diese Kost findet man im Buch „Öl-Eiweiß-Kost“ von Dr. Johanna Budwig.)

Die Gerson-Diät

Vom deutschen Internisten und Facharzt für Nervenkrankheiten Max Gerson (1881-1959) stammt eine weitere Diät. Er ging davon aus, dass Krebs nur dann entsteht, wenn Leber, Bauchspeicheldrüse und Immunsystem gestört sind. Seine salzfreie Diät sieht eine intensive Entgiftung und die Zufuhr wichtiger Nährstoffe vor. Das war für die damalige Zeit eine bemerkenswerte Erkenntnis. Der Patient soll 13mal pro Tag (also jede Stunde!) einen frisch gepressten Saft zu sich nehmen soll. So werden dem Körper Enzyme, Vitamine und Mineralien zugeführt. Auch hier werden Leinöl und Hüttenkäse, Säfte und Früchte bevorzugt. Dreimal täglich wird eine vegetarische Mahlzeit gegessen. Nach seiner These sollen so die Zellen wieder „atmen" und damit gesunden können. Zusätzlich zur Diät werden alle vier Stunden (also sechs Mal täglich!) Kaffeeeinläufe verabreicht. Manche Fachkräfte bezweifeln, dass die Kaffeeeinläufe tatsächlich Leber und Galle helfen, Abfallstoffe schneller aus dem Körper auszuscheiden. Was bedeuten wohl solch häufige Spülungen für die hochsensible Darmflora?

Heil- und Teilfasten

Wenn es um eine Stabilisierung oder Vorbeugung geht, damit der Körper vor gravierenden Zellstörungen geschützt werden kann, wären auch die Erfahrungen des Heilfastens oder Teilfastens anzuführen. In den meisten Fällen wird der Körper durch eine Nahrungsumstellung oder einen kurzfristigen Nahrungsentzug stimuliert. Nimmt die Diät aber das Maß einer dauerhaften Mangelernährung an, werden dem Körper wichtige Nahrungsbausteine vorenthalten. Ein Zuviel oder ein Zuwenig von einzelnen Nährstoffen schadet dem Körper gleichermaßen. Daher wäre es für jeden Menschen (inklusive Krebspatienten) sehr ratsam, in Ernährungsfragen eine ausgebildete und erfahrene Fachkraft um Rat zu fragen.

Heilpilze

Pilze sind gerade in letzter Zeit in den Mittelpunkt des medizinischen Interesses gerückt. Sie haben die Eigenschaft, rasch und umfangreich Gifte in sich aufzunehmen oder zu binden. Diese Besonderheit versucht man in der Naturheilkunde zu nutzen.

Darüber hinaus werden Pilze auch in der Krebstherapie eingesetzt. Lothar Hirneise nennt einen aus Brasilien stammenden Pilz, Agaricus blazei, der besonders viele Proteine enthält, darunter Beta-Glucan. Laut wissenschaftlichen Studien soll dieses Protein in der Lage sein, die natürlichen Killerzellen anzuregen und ihre Aktivität beträchtlich zu steigern.

Medizinisches Interesse erregte auch der Shiitake Pilz, genauer gesagt sein Inhaltsstoff Lentinan. Dieser Substanz schreibt man zu, die Bildung des körpereigenen Interferons anzukurbeln, was wieder zur verstärkten Produktion von Killerzellen führt. Die gleichen Eigenschaften werden auch für den Maitake Pilz genannt. Der Shiitake Pilz ist übrigens ein begehrter Speisepilz, der seit über 2000 Jahren in Japan und China an Stämmen von Bambus und Eichen kultiviert wird. In Japan sind laut Hirneise drei Pilzpolysaccharide (Lentinan, Schizophyllan, Krestin) zur Tumortherapie zugelassen. In Versuchen wurde bewiesen, dass sie die Überlebenszeit von Krebspatienten teilweise deutlich erhöhen konnten.

Dass Pilze auch in unseren Breitengraden eine wichtige „Nahrungsergänzung“ sind, kann nicht bestritten werden.

Pilze haben ein großes Spektrum an ganz verschiedenen Wirkstoffen, von hochgiftig bis sehr gesund. Dies sollte unsere Neugierde wecken! Sind unsere heimischen Pilze weniger wirksam als die in China, Japan oder Südamerika?

Wasser trinken

In vielen Gesundheitsratgebern ist zu lesen, dass ein täglicher Konsum von etwa zwei bis drei Litern Wasser lästige Giftstoffe ausschwemmt und den Stoffwechsel unterstützt. Das ist sicherlich richtig – aber zusätzlich scheidet man auch vermehrt Mineralien und Vitamin B aus. Das sollte bei großem Wasserkonsum immer im Auge behalten werden! Daher ist auch hier ein besonnenes Vorgehen anzuraten.

2

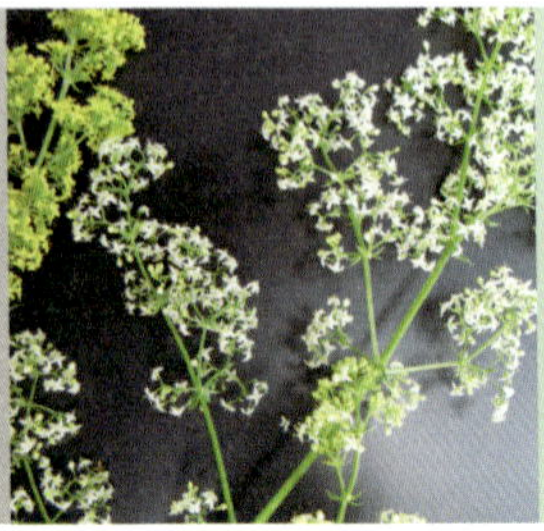

Alternative Hilfen durch Pflanzenheilkunde

In unseren Breitengraden wurde vor allem in Klöstern die Kräuterheilkunde entwickelt. Rezepturen, Anwendungen wurden über viele Jahrhunderte hinweg von einer Generation an die andere weiter gereicht. Hildegard von Bingen und viele Ordensleute vor und nach ihr suchten mit natürlichen Pflanzenwirkstoffen den Kranken zu helfen. Ärzte gab es damals nicht. Wer krank war, wandte sich an „Bader“ (so etwas wie ein Bademeister), an Kräuterweiblein oder an Klöster. Damals bestimmte allein die „Erfahrungsmedizin“ oder ein magisches Verständnis der Körperfunktionen die Heilkunde. Die meisten Erfahrungen oder Rezepte wurden von wenigen Schreibkundigen in lateinischer Sprache festgehalten.

Lange Zeit vor unserer europäischen Kultur gab es Erfahrungen aus der Naturheilkunde mit „Rezeptsammlungen“, Beschreibungen von Krankheiten und deren Interpretation. Heute wissen manche Naturheilkundeexperten mehr über die chinesischen Kräuter und Pilze, als über unsere heimischen

Gewächse und ihre Anwendung. Die chinesische Kräuterheilkunde verzeichnet über 7000 Arzneien, die in ihrer Zusammensetzung und Dosierung jeweils auf den Patienten abgestimmt und für ihn gemischt wurden und werden. Weitere Hochburgen der Kräuterheilkunde finden wir in den europäischen Klöstern, bei den Indio- oder Schamanen-Kulturen in Mittel- und Südamerika, im Mittelmeerraum, Israel, Ägypten und in Indien. Oft ist es nicht einfach auseinander zu halten, welche Pflanzen und Substanzen eher Kultcharakter hatten oder wo es sich um Erfahrungsmedizin handelte. Beides ist eng miteinander verwoben!

Pflanzenheilkunde an Universitäten

Dass auch Universitäten sich für die Naturheilkunde interessieren, kann man an neuen „Lehrstühlen für Komplementärmedizin“ erkennen. Beispiel: Wie aus der Homepage des Freiburger Uni-Zentrums für Naturheilkunde hervorgeht, umfasst die Liste der dortigen klinischen Forschungsprojekte u. a. zwei Beobachtungsstudien zur Wirksamkeit eines Mistelpräparates bei Bauchspeicheldrüsen- und bei Dickdarmkrebs.

Ausgesprochen interessant sind Grundlagenforschungen zu den Themen:

- Immunologische Effekte pflanzlicher Präparate und Medikamente als Antiallergika
- Wirkung von Mistelpräparaten auf die weißen Blutkörperchen.
- Antitumorale Effekte von Senfölen und Triterpenen bei Leber- und Dickdarmkrebs
- Immunmodulierende Effekte von Birkenblätterextrakten

Noch mehr Aufmerksamkeit in Bezug auf Pflanzenwirkstoffe finden wir in der Fakultät der Biochemie. Sie ist bei der wissenschaftlichen Erforschung von Pflanzenwirkstoffen nicht mehr wegzudenken. Eine Pflanze enthält immer mehrere Substanzen. Das Schöllkraut ist ein gutes Beispiel dafür, dass in der gleichen Pflanze sehr gegensätzlich wirkende Bestandteile enthalten sein können. Eine frische Pflanze oder Wurzel wirkt manchmal anders als eine gekochte. Wir wissen das z.B. von der Kartoffel oder von Holunderbeeren. Beide sollten nicht in größeren Mengen roh verzehrt werden - gekocht ist beides gesund und lecker.

Die Pflanzenheilkunde ist eine Fundgrube für Hilfen, die den Köper bei der täglichen Arbeit entlasten und unterstützen – erst recht einen schwachen oder kranken Körper.

Tee-Kuren, Tee-Anwendungen

Teekuren oder Tinkturen sollten auch heute als Begleitmaßnahme bei Krebsbehandlungen eine viel größere Rolle spielen. Reichlich Tee sorgt für die Ausschwemmung von Giften aus dem Körper.

Nährstoffe werden aufgefüllt und konkrete Leiden gelindert. Auch in der Bekämpfung von Nebenwirkungen könnten pflanzliche Anwendungen eine viel größere Rolle spielen. Der Vorteil von dünnen Tees sind die vielen verschiedenen Pflanzenwirkstoffe, die durch das Ziehen im heißen Wasser aus der Pflanze gelöst werden und zur Nährstoffversorgung beitragen. Bei Tinkturen löst der Alkohol die Wirkstoffe aus der Pflanze ohne dass eine Erhitzung nötig ist. Dadurch bleiben wertvolle Substanzen erhalten, die beim Kochen zerstört werden.

Auch bei pflanzlichen Medikamenten entscheidet häufig die Dosis, ob das Leiden gelindert oder verstärkt wird, ob der Pflanzenauszug schädliche oder hilfreiche Wirkung hat. Für Krebserkrankungen gibt es keinen klassischen „Krebs-Tee", aber es gibt eine Reihe von Pflanzenwirkstoffen, die die Immunabwehr, Leber, Nieren oder den Stoffwechsel auf Fordermann bringen.

Wie bei sehr vielen Krebspatienten zu beobachten ist, spielt ein erschöpftes Immunsystem eine große Rolle. Warum konnte der Körper sich ab einem bestimmten Punkt nicht mehr gegen entartete Krebszellen wehren? In den Jahren vor der Erkrankung konnte er es noch! Daher gehört es sinnvollerweise dazu, dass bei einer schwerwiegenden oder sehr häufig auftretenden Erkrankung das Immunsystem unterstützt wird.

Hier seien nur einige Pflanzen genannt, die in der Immunabwehr eine besondere Bedeutung haben:

Chili
Grüner Tee
Hiffenmark (von frischen Hagebutten)
Knoblauch frisch
Labkraut
Meerrettich frisch
Paprika
Pfeffer
Queckenwurzel
Schwarze Johannisbeere
Sanddorn
Sprossen und Keime
Zwiebel

Bienen tragen zusätzlich mit **Propolis** und **Gelee Royale** zwei weitere natürliche Abwehrwaffen bei. Propolis-Tinktur ist besonders für den Mund- und Rachenbereich eine große Hilfe gegen Entzündungen und wunde Stellen. Es gibt über mehrere Anbieter fertige Produkte zu kaufen.

Artemisinin (Beifuß-Extrakt)

Artemisinin findet man in den Blättern und Blüten des einjährigen Beifuß (ARTEMISIA ANNUA).

Mit diesem Wirkstoff werden in Vietnam, China und Afrika Patienten behandelt, die mit dem Erreger der Malaria tropica kämpfen. Wir kennen Beifuss als wichtiges Küchengewürz für unseren fettreichen Gänse- oder Schweinebraten oder als Bestandteil von Absinth und Wermut.

Vor wenigen Jahren entdeckten zwei Wissenschaftler der Universität Washington (Henry Lai und Narendra Singh) das Artemisinin auch als möglichen Wirkstoff für Krebspatienten.

Wirkung von Artemisinin

Kommt Artemisinin in Kontakt mit Eisen, entstehen chemische Reaktionen, die reichlich freie Radikale erzeugen. Diese Wirkung ist seit längerem aus dem Bereich der Malariabekämpfung bekannt. In den Malariaerregern findet man eine hohe Konzentrationen von Eisen. Durch die Reaktion von Artemisinin mit Eisen werden Malariaerreger von den freien Radikalen im Innersten zerstört.

Ganz ähnlich wirkt Artemisinin in Krebszellen! Krebszellen können gar nicht genug haben von Eisen, weil sie sich so schnell vermehren. Sie können deutlich mehr Eisen aufnehmen, weil sich an ihrer Oberfläche viele Transferrin-Rezeptoren befinden – sehr viel mehr als an gesunden Zellen. Transferrin, als natürliches Protein, bindet die Eisenteilchen und schleust sie in das Zellinnere. Kommt dann das eingesetzte Artemisinin dazu, werden aus seinem gebundenen Wasserstoffperoxyd aggressive Sauerstoffradikale freigesetzt. Dieser chemische Prozess durch die Reaktion von Artemisinin auf Eisen bewirkt die Zerstörung der Krebszelle von innen.

Henry Lai berichtete, dass in Zellkulturen (*in vitro*) Artemisinin etwa 100-mal wirksamer ist, um Krebszellen zu töten, als bekannte Zytostatika. Bestätigt wurde diese Beobachtungen an Brustkrebszellkulturen: Dabei wurde Artemisinin mit Krebszellen in Berührung gebracht. 8 Stunden später waren bereits 75% der Zellen vernichtet. Nach insgesamt 16 Stunden waren fast alle dieser Krebszellen zerstört. Noch beeindruckender waren Tests mit Leukämiezellen. Hier dauerte es nur acht Stunden, bis die Krebszellen vernichtet waren. In einer Studienveröffentlichung[42] wurde betont, dass es sich bei diesen Versuchen um Brustkrebszellen handelte, die auf eine Strahlenbehandlung zuvor nicht angesprochen hatten. Auf Artemisinin haben diese Zellen empfindlich reagiert.

Artesiminin hat weitere Vorteile:

1. Es wirkt nur auf Krebszellen toxisch. Auf normale Zellen hat es fast keinen negativen Effekt.
2. Es wirkt auch bei Krebszellen, die gegenüber Zytostatika resistent sind.

Das weckt Hoffnungen, dass eine Krebsbehandlung mit Artemisinin auch bei Krebsarten erfolgreich sein könnte, bei denen konventionelle Therapien bislang nicht anschlugen.

42 Intern. J. Oncology 18: 767 – 773, 2001 Effert et al.

Behandlungsstrategien

Auch bei aggressiveren Krebsarten (z.B. bei Bauchspeicheldrüsenkrebs oder akuter Leukämie), sind die Testergebnisse ähnlich vielversprechend. Die Besonderheit dieser Krebsarten zeichnet- sich durch eine extrem schnelle Zellteilung aus. Je schneller sich die Krebszellen vermehren, umso höhere Eisenkonzentrationen sind für dieses Wachstum nötig. Je mehr der jeweilige Krebsherd Eisen enthält, umso durchgreifender kann Artemisinin wirken.

Neuere Untersuchungen haben gezeigt, dass Artemisinin auch die Verbreitung der Krebszellen in anderen Körperregionen verhindern kann. Ob sich Metastasen grundsätzlich mit diesem Wirkstoff verhindern lassen?

Wie kann eine Artemisinin-Behandlung aussehen?

Schritt 1 Um zunächst die Krebszellen reichlich mit Eisen zu „füttern“ werden Krebspatienten (vor dem Einsatz von Artemisinin) 1 – 2 Tage Eisenpräparate gegeben bzw. in die Vene gespritzt.

Schritt 2 Anschließend werden täglich 3 – 6 mg Artemisinin pro Kilo Körpergewicht gegeben – für 6 Wochen lang.

Schritt 3 Danach erfolgt wieder eine erneute Behandlung mit Eisen für 2 Tage

Schritt 4 Wieder täglich 3 – 6 mg Artemisinin pro Kilo Körpergewicht – für 6 Wochen lang.

Brassica (Kohl / Brokkoli) – Brokkoli gegen Krebs

Zum Thema Brassica gibt es inzwischen eine beachtliche Zahl an wissenschaftlichen Veröffentlichungen. Die Entschlüsselung des schützenden Wirkprinzips von Kohlarten in den 90er Jahren hat die Neugierde von Fachkräften geweckt.

Brokkoli kann im Körper die Bildung eines Stoffes namens Indol-3-Carbinol anregen. Diese Substanz kann nicht nur Krebs vorbeugen, sondern auch bereits entstandenen Krebs hemmen.

Ein weiterer krebsbekämpfender Wirkstoff von Brokkoli heißt Sulforaphan. Er wird auch bei der Behandlung von Alzheimer eingesetzt und blockiert jene schädlichen Enzyme, die Arthritis verursachen.

Sulforaphan wird durch Darmbakterien freigesetzt und aufgenommen. Erhöht man die Konzentration dieser Bakterien, verstärkt das die krebspräventive Kraft von Sulforaphan. Prof. Elizabeth Jeffery und weitere Wissenschaftler der Universität von Illinois publizierten die Ergebnisse dieser Studien in der Fachzeitschrift *Food and Function*[43]. Laut Fr. Prof. Jeffery ist Sulforaphan ein äußerst starker Krebsgegner. Die Menge, die man in drei bis fünf wöchentlichen Portionen zu sich nimmt, sei genug, um präventiv zu wirken. Die Wissenschaftler ziehen zwei Wege in Betracht, um den Krebsschutz aus Brokkoli zu verstärken:

1. Man kann wünschenswerte Bakterien durch probiotische Medikamente anreichern, um ihre Anreicherung zu fördern.
2. Man kann eine probiotische Zutat direkt mit Brokkoli aufnehmen, z.B. Brokkoli mit einer frischen, nicht erhitzten Joghurtsoße anreichern. Frischer Joghurt enthält die Bakterien, die für den Darm wichtig sind. (Siehe Linksammlung im Anhang und Internetseite www.hormonselbsthilfe.de)

---

43 *Food and Function*, DOI:10.1039/C0FO00110D

Kochen zerstört Sulforaphan

Um aus Brokkoli den erwünschten Nutzen ziehen zu können, muss er enzymschonend zubereitet werden. Das Enzym Myrosinase sorgt dafür, dass die krebsvorbeugende und entzündungshemmende Substanz Sulforaphan in Brokkoli von den Menschen genutzt werden kann. Wird Brokkoli nur leicht gedämpft (beispielsweise in einem Dampfkocher), kann sogar eine Steigerung der gesundheitsfördernden Inhaltsstoffe erreicht werden. Diese sollen daraufhin sogar in größerer Menge vorliegen als dies noch im rohen Gemüse der Fall ist. Drei bis fünf Portionen Brokkoligemüse pro Woche sind ausreichend, um eine schützende Wirkung zu erzielen. Bereits aus früheren Studien weiß man, dass das Verkochen von Brokkoli bis zu 90 Prozent ausgerechnet jene Brokkoli-Bestandteile zerstört, die Krebszellen bekämpfen können.

Da Sulforaphan zu den Antioxidantien gehört, die von Mikrowellen deutlich reduziert werden, ist eine Zubereitung von Brokkoli in der Mikrowelle nicht empfehlenswert.

Eine weitere Verstärkung der Schutzwirkung vor Krebs kann bewirkt werden, wenn man zum vorsichtig gegarten Gemüse noch zusätzlich frische Brokkoli-, Senf-, Radieschen-Sprossen, Rucola und Wasabi dazu reicht. Diese Nahrungsmittel sind ebenfalls reich an Sulforaphan.

Vorschlag einer Brassica-Unterstützung:

1 kg Kohl oder Brokkoli in 1 l Wasser für 10 Minuten kochen. Das Kochwasser in 2 oder 3 Portionen über den Tag verteilt trinken, die ersten 500 ml morgens auf nüchternen Magen.

Häufig wird empfohlen, das Kochwasser nicht zu süßen oder anderweitig z.B. mit Brühe zu würzen.

Der Zeitraum beträgt meist 21 Tage, wobei häufig schon nach 2 Wochen ein Kurerfolg sichtbar wird.

Brokkoli-Präparate

Über den Fachhandel können Präparate mit Brokkolipulver gekauft werden, die die Aufnahme von Sulforaphan erleichtern sollen. Prof. Elizabeth Jeffrey und ihre Kollegen verglichen die Sulforaphan-Blutwerte verschiedener Testgruppen von Männern, deren Mahlzeiten entweder ausschließlich Brokkolisprossen oder Brokkolipulver oder beides zusammen enthielten. Dabei fanden die Wissenschaftler heraus, dass nur drei Stunden nach Beendigung der Mahlzeit jene Versuchsteilnehmer, die sowohl das Pulver als auch die Brokkolisprossen zu sich genommen haben, fast die doppelte Menge der krebsbekämpfenden Substanz in ihrem Blut aufwiesen als die Mitglieder der beiden anderen Versuchsgruppen.

Wer statt frischem Brokkoli und frischen Brokkolisprossen lieber zu einem entsprechenden Präparat greifen möchte, sollte darauf achten, dass dieses auch das Enzym Myrosinase enthält – andernfalls ist das Sulforaphan nicht sonderlich wirksam.

1 Teelöffel von gemahlenen Sprossen (Brassica-Pulver) enthält mehr sekundäre Pflanzenstoffe als 1 Kohlkopf.

Die getrockneten, gemahlenen Sprossen haben einen konstanten, lagerstabilen Gehalt der gewünschten sekundären Pflanzenstoffe (Glucosinolate, Flavonoide).

Glucosinolate

Glucosinolate (und deren Stoffwechselprodukte, die Sulforaphane) werden seit den frühen 90er Jahren als möglicher Krebsschutz diskutiert. Die schwefelhaltigen Substanzen findet man besonders in Senf, Radieschen, Kohl oder Meerrettich. Glucosinolate sind für den mehr oder weniger scharfen Geschmack dieser Gemüsearten verantwortlich. Es gibt Studien, die eine Verringerung des Darmkrebsrisikos durch erhöhte Glucosinolat-Aufnahme beschreiben. In Tierexperimenten ist die zellschützende Wirkung, besonders für Speiseröhren-, Magen-, Darm-, Brust-, Lungen-, und Prostatakrebs nachgewiesen worden. Herausragende Ergebnisse waren bei der Therapie von Magengeschwüren sichtbar.

Kohlanwendungen werden schon lange als erfolgreiche Therapie bei Helicobacter-Infektionen empfohlen. Glucosinolate scheinen dabei eine wichtige Rolle zu spielen.

Sie wirken indirekt als Antioxidantien, da sie die Produktion von sog. **Phase II-Enzymen** auslösen. Phase II-Enzyme bauen toxische Stoffwechselverbindungen ab und führen so zur Entgiftung des Körpers.

Es ist anzunehmen, dass mehrere Inhaltstoffe der Gemüsearten mit reichlich Glucosinolat für den entdeckten Krebsschutz verantwortlich sind. Wir wissen auch von Vitaminen und Nährstoffen, die für eine optimale und effektive Wirkung mehrere Substanzen benötigen, damit sie vom Körper besser aufgenommen werden können.

Polyphenole

Obwohl erst ein Bruchteil aller Polyphenole erforscht ist, existieren bereits zahlreiche Laborversuche und Feldstudien. Es mehren sich Hinweise auf eine für die Gesundheit stabilisierende Rolle. Zu den Polyphenolen gehören u.a. mehrere Pflanzenfarbstoffe wie die Flavonoide. Pflanzen mit hohem Polyphenolgehalt sind z.B. Blätter und Trauben der Weinreben (besonders im Rotwein!). Auch der Granatapfelsaft, Ginkgo, Tee, Zistrosen und chinesische Zitronenmelisse sind reich an Polyphenolen. Sie werden für den Einsatz in der Medizin aus der Rinde von Pinien oder Lärchenholz extrahiert. Interessant ist, dass selbst Pflanzen mit Hilfe der eigenen Polyphenole gegen Umwelteinflüsse und Krankheiten geschützt werden. Polyphenole wirken stärkend auf das Immunsystem und damit entzündungshemmend, anti-oxidativ und krebshindernd. In verschiedenen Studien wurde beobachtet, dass durch Granatapfel-Polyphenole ein Wachstum von Krebszellen in Brustdrüsen, Lunge, Haut, Darm und Prostata gehemmt werden kann.

Flavonoide

Flavonoide sind Farbstoffe, die in jedem Obst und Gemüse mehr oder weniger vorkommen. Die Schutzwirkung dieser Flavonoide beruht auf ihren stark anti-oxidativen Eigenschaften. Sie schützen die DNA vor Schädigung, indem freie Radikale abgefangen werden. Flavonoide sind in der Lage verschiedene Entzündungen abzuschwächen. Zudem haben sie anti-bakterielle und anti-virale Eigenschaften. Ihre positiven Auswirkungen bei bestimmten Krebserkrankungen sind in vielen Studien sichtbar.

Kolostrum

Nach jeder Geburt – ob Mensch oder Säugetier – gibt die Mutter (oder das Muttertier) etwa 2-3 Tage lang eine „Vormilch“ ab. Andere Namen sind „Biestmilch“, Kolostral-Milch oder Kolostrum. Sie unterscheidet sich stark von der Milch, die anschließend in der weiblichen Brust gebildet wird. Kolostrum wird gerne als „Grundstock“ für das Immunsystem oder als

„Ur-Impfung“ bezeichnet. Die Substanz ist dickflüssiger als die normale Milch und gelblich – ähnlich wie ein dünner Eierlikör. Der Fettanteil und der Nährstoffgehalt ist um ein Vielfaches höher als bei der normalen weißen Milch. Für die kleine und untrainierte Babyleber ist das eine gewisse Herausforderung und so mancher Säugling reagiert deshalb in den ersten Lebenstagen mit einer Gelbfärbung der Augen und Haut.

Es gibt wohl keine andere natürliche Flüssigkeit, die so viele Immunglobuline, Aminosäuren, Vitamine, Spurenelemente, Mineralien, Wachstumsfaktoren, Nährstoffe, Fette und natürliche Hormonimpulse enthält wie das Kolostrum. Man könnte es auch als ein natürliches Konzentrat für die Stimulierung des Immunsystems bezeichnen. Das sollte uns auch beim Thema Krebs aufhorchen lassen. Man kann es in Kapsel- oder Extrakt- oder Cremeform in Apotheken kaufen. Dabei wird meistens das Kolostrum von Kühen genommen.

Schauen wir uns eine Pilotstudie näher an, die therapeutische Möglichkeiten des Kolostrums bei Krebs aufzeigt.

Kolostrum-Extrakt als therapiebegleitende Maßnahme bei Krebspatienten

Pilotstudien mit Krebspatienten und eine Vielzahl von Fallbeobachtungen zeigten eine äußerst positive Wirkung von Kolostrum-Extrakt als begleitende Maßnahme bei Chemo- und Strahlentherapien. Eine Reihe internationaler Studien kommt zu dem Ergebnis, dass die Inhaltsstoffe des Kolostrums eine positive Wirkung im Kampf gegen Tumorbildung und -entwicklung ausüben.

Die Studie *Krebspatienten unter Kolostrum Extrakt – Nahrungsoptimierung* (1998/99) soll den nebenwirkungshemmenden Effekt der Kolostrumgabe bei Chemo- und Strahlentherapien untermauern.

Material und Anwendung: Für die Pilotstudie wurden Kolostrum-Extrakte (flüssig oder in gefriergetrockneter Pulverform), die als Nahrungsergänzung zugelassen sind, verwendet. Gewinnung mittels neu entwickelter, schonender biophysikalischer Herstellungsverfahren werden dem Kolostrum Fett, Kasein, Albumin und alle Verunreinigungen entzogen. Bei der Produktion wird auf die Zugabe von chemischen Mitteln und Konservierungsstoffen verzichtet und das natürliche Verhältnis der Wirkstoffe zueinander bleibt erhalten.

Gewinnung: Mittels neu entwickelter, schonender biophysikalischer Herstellungsverfahren werden dem Kolostrum Fett, Kasein, Albumin und alle Verunreinigungen entzogen. Bei der Produktion wird auf die Zugabe von chemischen Mitteln und Konservierungsstoffen verzichtet und das natürliche Verhältnis der Wirkstoffe zueinander bleibt erhalten.

Verabreichung: Bei allen aufgeführten Karzinomen wurde Kolostrum-Extrakt gegeben.

Dosis: Bei Akuttherapie (A und B) 2 x 2 Esslöffel Flüssigextrakt oder 2 x 4 Extrakt-Kapseln. Zur Prophylaxe (C) 2 x 1 Esslöffel Flüssigextrakt oder 2 x 2 Kapseln.

Unterschiede bei 79 Chemotherapien mit Kolostrum-Extrakt Unterstützung im Vergleich mit Chemos ohne Kolostrum-Extrakt

Symptom Erbrechen: Bei 79 Chemotherapien mit Kolostrum-Extrakt mussten in nur 5 Fällen (= 6,3%) zusätzliche Medikamente gegen Erbrechen eingesetzt werden. Normalerweise geht man bei einer gewöhnlichen Chemotherapie von ca. 70% der Fälle aus, die Medikamente gegen starke Übelkeit und Erbrechen brauchen.

Symptom Haarausfall: Nach 3 Zyklen Chemotherapie mit Kolostrum-Extrakt-Unterstützung war nur bei 20 Patienten (=25,3%) das Tragen einer Perücke notwendig. Bei 59 Patienten (=74,7%) wurde kein oder nur geringer Haarausfall festgestellt.

Psychische Effekte: Bei allen Patienten war die psychische Belastung bzw. Befindlichkeit unter der Kolostrum-Extrakt-Gabe signifikant verbessert.

Physische Effekte: Die physische Belastbarkeit unter Kolostrum-Extrakt-Unterstützung war bei allen Patienten deutlich höher. So reduzierten sich die Zeiten der Arbeitsunfähigkeit um ca. 70 % gegenüber Behandlungen ohne Kolostrum-Extrakt-Gabe. Darüber hinaus war für die Patienten sportliche Betätigung während und nach der Chemotherapie mit nur geringen Einschränkungen möglich.

Fazit: In den letzten drei Jahren sind deutliche Verbesserungen der physischen und psychischen Verfassung von Krebspatienten beobachtet worden, wenn Kolostrum als begleitende Unterstützung eingesetzt wird.[44]

Wenn auf diese Weise eine deutlich verbesserte Verträglichkeit und Erholung nach einer Krebserkrankung zu beobachten ist (trotz Chemo und Strahlen!) – kaum auszudenken wie es wäre, wenn Kolostrum mit UKRAIN kombiniert werden würde...Aber es gibt noch mehr Möglichkeiten!

44 Dr.med Dr. med. Vet. Franz Starflinger *"Colostrum extract as an accompanying measure to therapy of cancer patients Pilot study."* CPI GmbH, Simbach a. Inn

Kurkuma und Curcumin

Der intensiv orangegelbe Pflanzenstoff der Gelbwurzel Kurkuma (Curcumin) erinnert an den leuchtend gelben Pflanzensaft vom Schöllkraut. Curcumin ist ein wesentlicher Bestandteil von den meisten Currygewürzmischungen. Der Wirkstoff gehört zur Gruppe der Polyphenole. Aufgrund seiner intensiven Farbe wird Curcumin gerne in der Lebensmittelindustrie als natürlicher Farbstoff (E 100) verwendet, z.B. in Soßen, Reisgerichten, Margarine, Teigwaren, Senf, Süßwaren und Kartoffelpüree.

Man vermutet, dass Kurkuma einer Metastasierung von Krebszellen entgegenwirkt. Zusätzlich begünstigt es das Absterben von Krebszellen. Diese zwei Eigenschaften machen es, (ähnlich wie UKRAIN), als zusätzliches Therapeutikum bei Krebs interessant. In Kreisen der Naturheilkunde wird es als einer der besten Anti-Krebs-Stoffe der Natur bezeichnet. Gleichzeitig soll es Chemo-Resistenzen bremsen. Auch das wird von UKRAIN-behandlungen berichtet, die gleichzeitig zu Chemotherapien verabreicht werden.[45]

Wie viele sekundäre Pflanzenstoffe, ist Curcumin (aufgrund seiner chemischen Struktur) sehr empfindlich gegenüber Licht, Hitze und Sauerstoff. Daher sollte das Extrakt (oder Gewürzmischungen mit Kurkuma) sorgsam verarbeitet, transportiert und an einem dunklen und kühlen Ort gelagert werden; nur so behalten sie ihre biologische Wirksamkeit über längere Zeit. Das sollte auch für die Anwendung von Kapseln und Pulververpackungen in Geschäften gelten. Es mögen Zweifel aufkommen,

---

45 Doris Siwak - Universität von Texas, Houston, et al.: *Cancer*, Online-Vorveröffentlichung DOI: 10.1002/cncr.21216 Siehe auch unter Wikipedia!

ob in den sehr heißen Anbauländern und Trocknungsverfahren diese Vorsichtsmaßnahmen eingehalten werden, denn in den Gewürzmischungen geht es ja in erster Linie um den Geschmack und weniger um Therapie. Bedeutet das dann nicht konsequenterweise, dass Kurkuma in erhitzten Speisen deutlich weniger therapeutische Wirkung zuzuordnen wäre als in kalten Speisen? Bieten sich aus therapeutischer Sicht nicht eher kalte Soßen, Quarkspeisen, Kräutermixgetränke und Kaltschalen an, die mit Kurkuma oder Curry intensiv gewürzt werden können? Es würde dann auch mehr Sinn machen, wenn wir Reisgerichte erst auf dem Tisch oder auf dem Teller mit Curry-Kurkuma würzen, sodass es möglichst wenig erhitzt wird.

Curcumin wird in der Leber und in der Darmschleimhaut sehr schnell abgebaut. Daher steht es nur kurze Zeit als therapeutische Hilfe für den Körper zur Verfügung. Diesen Prozess können Sie jedoch aufhalten, wenn Sie Pfeffer hinzufügen. **Das im Pfeffer enthaltene Piperin hemmt den schnellen Abbau von Curcumin.**

Mistelextrakt

Aus der Schmarotzerpflanze wird ein Konzentrat gewonnenen, das Krebskranken unter die Haut gespritzt wird. Von manchen Ärzten werden Infusion von Mistelextrakten in eine Vene oder das direkte Einspritzen in den Tumor bevorzugt.

Wichtige Inhaltstoffe sind: Alkaloide, Asparagin, Bitterstoffe, Flavonoide, Harz, Histamin, Inositol, Oleanolsäure, Phytosterole, Pyridin, Saponine, Saccharide, Schleimstoffe, Tyramin, Viscalbin, Viscin, Viscotoxin, Xanthophyll, Zink.

Mit Hilfe der Mistelkonzentrate soll der Organismus in die Lage versetzt werden, den Tumor anzugreifen und zu vernichten. Das Verfahren ist als unterstützendes Therapiekonzept anerkannt. Studien deuten an, dass die Misteltherapie zu einer Verbesserung der Lebensqualität führen kann.

Die Mistel hat vermutlich auch mehrere hormonelle Faktoren, denn sie galt in früheren Jahrhunderten als Hilfe zur Fruchtbarkeit und wird bis heute auch bei Zyklus- oder Wechseljahrsbeschwerden angewendet! Das könnte theoretisch die widersprüchlichen Erfahrungen zur Misteltherapie erklären! Wenn etliche Krebspatienten einen Mangel an Estradiol haben und einige Betroffene zu vielen Estradiolimpulsen ausgesetzt sind, kann das unterschiedliche Folgen bei einer Misteltherapie haben. Das könnte bei den unterschiedlichen Krebsarten ein entscheidender Faktor sein! Manche Körperregionen haben sehr viel mehr Estradiol-Rezeptoren als andere! Die Brust, der Zervixbereich und die Eierstöcke sind hier herausragend.

Der jeweilige behandelnde Arzt entscheidet, wie oft, in welcher Dosierung und wie lange die Behandlung mit Spritzen durchgeführt werden soll. Es wäre speziell vor und während einer Misteltherapie eine Kontrolltestung der Geschlechtshormone sinnvoll. Mistelmedikamente in niedrigerer Dosis zum Einnehmen (Tropfen oder Kapseln) eignen sich nach Aussage von naturheilkundlichen Onkologen weniger – zumindest in Bezug auf die Krebstherapie. Sie können bei anderen Erkrankungen aber durchaus eine Hilfe sein.

Vorsicht! Die Beeren der Mistel sind leicht giftig!

Thymusextrakt

Der Thymusextrakt stammt aus der Thymusdrüse von Kälbern, Rindern und Schweinen. Es ist bekannt, dass die Thymusdrüse die Regelung des Immunsystems und des Wachstums wesentlich beeinflusst. Mit der Gabe von Thymusextrakten sollen die körpereigenen Abwehrkräfte gestärkt werden. Allerdings beobachtet man immer wieder allergische Reaktionen, da bei dieser Therapie Fremdeiweiß verabreicht wird. Nach der Erfahrung von BSE (Rinderwahnsinn) sehen manche Menschen den Einsatz von Thymusextrakten mit großer Skepsis. Einzelstudien bei Krebserkrankungen zeigten jedenfalls therapeutische Wirksamkeit. Trotzdem bedarf es weiterer klinischer Studien, um die Anwendung von Thymusextrakten abzusichern. Im Blick auf die momentane Verbreitung und Anwendungshäufigkeit sind intensive Untersuchungsprogramme dringend gefordert.

Echinacea-Extrakt

Dieser pflanzlichen, aus verschiedenen Echinaceaarten gewonnenen Essenz, wird eine ähnliche Wirkungsweise wie den Thymusextrakten zugeschrieben: Immunstimulation und Stärkung der Abwehrkräfte. Echinacea wird im Zusammenhang mit Therapiemaßnahmen bei Krebs immer wieder diskutiert.

Schwedenkräuter

Berühmt geworden sind Pflanzentinkturen wie „Schwedenkräuter" (auch „Schwedenbitter" genannt) oder andere „Kräuterbitter", die von Apotheken nach speziellen Rezepturen zusammengestellt werden.

Es gibt allein unter dem Namen Schwedenbitter eine Reihe von verschiedenen Zusammenstellungen, z.B. den „Großen und den Kleinen Schwedenbitter". Theoretisch kann jeder Apotheker beides herstellen – sofern er bereit ist, die Substanzen in eine große 2-Liter-Flasche zu füllen, die man dann selbst mit

Obstbrand auffüllt und über mehrere Monate an einem warmen Ort ziehen lässt. Diese Tinktur innerlich und äußerlich angewendet ist eine immense Unterstützung für den Körper, um mehr Widerstandskraft zu bekommen. Genau das ist bei der begleitenden Krebsbehandlung ja so wichtig!

Wenn begeisterte Nutzer berichten, dass der Schwedenbitter auch Krebs heilt, dann ist das nicht als alleingültige Aussage zu verstehen. Berichte von Heilungen nach intensiver, regelmäßiger Anwendung von Schwedenkräuter-Tinktur können durchaus wahr sein! Bitterstoffe und Pflanzenauszüge sind wichtige Werkzeuge zum Beseitigen von Krebsursachen, Übersäuerung und fehlenden Spurenelementen. Könnte man die Schwedenkräuter nicht auch zur Vorbeugung und zur begleitenden Therapie einsetzen?

3

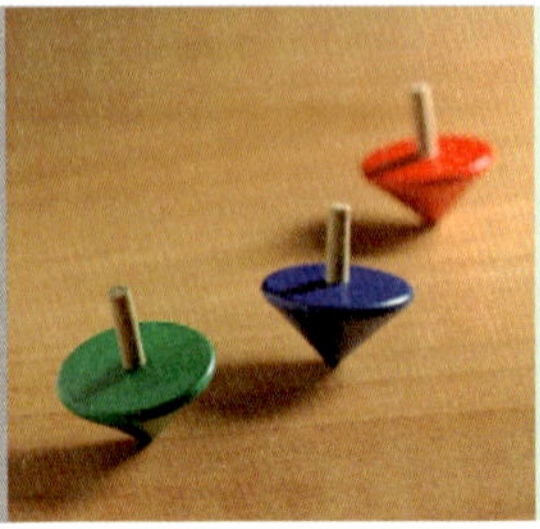

Alternative Hilfen durch natürlichen Hormonausgleich

Die Rolle der Hormone bei Krebs

In der Krebsnachsorge wird in vielen Fällen ein schwach wirksames Estradiol-Derivat oder ein Aromatasehemmer verabreicht, um die „schädlichen“ Körperhormone zu verdrängen oder zu unterdrücken! Es werden entnommene Krebszellen in einer Glasschale mit Estrogen- und Gestagen-Molekülen zusammengebracht und die Reaktion der Zellrezeptoren beobachtet. Es soll auf diese Weise festgestellt werden, ob die Tumorzellen im jeweiligen Fall Rezeptor-positiv oder Rezeptornegativ seien. (Welche Hormonarten dabei tatsächlich verwendet werden, wäre sehr interessant zu wissen!) Diese Reaktionen werden direkt auf den menschlichen Körper übertragen. Ein menschlicher Körper ist aber kein isolierter, lebloser Gewebeklumpen in einer Glasschale. Kann man wirklich eine einzige solcher isolierten Zellreaktionen in der sterilen Glasschale (*in vitro*) als Kriterium hernehmen, um Krebspatienten mit jahrelangen Hormon-Unterdrückungsprogrammen zu „beglücken“? Das heißt nicht, dass solche Testversuche grundsätzlich unnötig sind. In der Forschung geben sie einen wichtigen Hinweis auf mögliche Reaktionsweisen. Folgende Fragen wären wichtig, um Reaktionsweisen einschätzen und zuordnen zu können:

- Um welche Hormonart (Molekülform) handelt es sich bei dieser Art von Tests?

Östrogene und Gestagene gibt es heute sehr viele verschiedene! Tatsächlich fördernde Wirkung auf die Zellteilung haben alle synthetisch veränderten Hormonvariationen vom **Estradiol** (Xeno-Estradiol, Estradiol-Derivate) wie z.B. das Ethinylestradiol (EE) das wir von Pille, Hormonring und manchen Hormonpflastern kennen. Dies gilt auch für das körpereigene 17-ß-Estradiol (Estradiolhemihydrat, Estradiolvalerat). Eine teilweise ähnliche Eigenschaft als Wachstum stimulierende Hormone haben künstliche Estradiol-Variationen, die für die Herstellung von Weichmachern, Plastik, Düngemitteln und unzähligen modernen Produkten unseres Alltags verwendet werden. (Die Zeitschriften Test oder Ökotest weisen oft auf diese Inhaltstoffe hin.)

Dass **Gestagene** (wie sämtliche Hormone) eine Zelle beeinflussen ist gar keine Frage – aber **nicht** wachstumsfördernd. Hier wäre genau zu unterscheiden, wie das körpereigene Progesteron (das einzige körpereigene Gestagen) oder die vielen Gestagen-Derivatformen (Progestine) in Pillen wirken. Der Einfluss von Progestinen auf die einzelne Zelle hat in mancher Hinsicht gegenteilige Wirkung als das körpereigene Progesteron. Selbst in den Lehrbüchern der Universitäten werden aber beide Gestagengruppen (körpereigenes Progesteron und Derivate) willkürlich als Gestagene in einen Topf geschmissen.

Daher ist es sehr wichtig festzuhalten, mit welchen Hormonen der jeweilige Patient bisher oder früher behandelt wurde? Wie hat der Körper darauf reagiert? Wie stark oder schwach ist die körpereigene Hormonproduktion? Sieht man eine Häufung von Krebserkrankungen, nach jahrelanger Substitution oder Mangelzuständen bestimmter Hormone? Das gilt auch für Männer mit Prostatavergrößerung und Prostatakrebs!

Wenn ein niedriger Hormonspiegel besonders günstig für die Krebspatienten sein soll, dann müssten Menschen mit geringer Hormonproduktion besonders gut gegen Krebs gewappnet sein. Der Hormontest aus Speichelproben zeigt, dass bei vielen Krebspatienten die Werte schon vor der Therapie auffallend niedrig sind.

Unsere heutige Medizin und unsere Umwelt sind geprägt von patentierbaren Hormonprodukten. Diese Wirkstoffe weisen eine veränderte Molekülstruktur auf. Sie haben nur noch wenig gemeinsam mit den körpereigenen Hormonen. Die körperfremden Hormonarten kann der menschliche Körper nicht umwandeln in natürliche Hormonbereiche. Eine Ausscheidung von zu viel Wirkstoff ist daher erschwert. Diese veränderten Hormone werden auch Phthalate oder Xeno-Hormone genannt. Viele tausend Testergebnisse beweisen, dass diese körperfremden Hormone die körpereigene Hormonausschüttung verdrängen und aus dem Lot bringen.

Unsere Immunabwehr und Belastungsfähigkeit ist weitgehend abhängig von einem alters- und geschlechtsabhängigen Hormongleichgewicht, das hochsensibel auf viele Herausforderungen im Alltag reagiert und bei Bedarf gegensteuert. Unser natürliches Hormongleichgewicht gehört zu den wichtigsten Waffen der körpereigenen Immunabwehr. Zum Zweck von

Empfängnisregelung, Haut- und Haarproblemen oder um der Schönheit willen wird dieses wichtige, sensible Hormonsystem weitgehend misshandelt oder in ein Korsett gezwungen.

Wenn wir davon ausgehen, dass Hormone sehr wichtig sind für unser Immunsystem (nicht nur im Krankenstand) – wäre es dann nicht eine bessere Idee, für ein möglichst ausgewogenes Hormongleichgewicht zu sorgen, damit der Körper optimal gerüstet ist für den Kampf gegen Krebs (oder andere Erkrankungen)? Wenn der Körper selbst normalerweise mit Fieber und Erwärmung auf Krankheit und Wunden reagiert (um u.a. die Hormone und den Stoffwechsel anzukurbeln) – dann scheint eine vermehrte Hormonausschüttung (zumindest von DHEA und Cortisol) vielleicht gar nicht so schlecht zu sein?!

Nicht immer sind bei Krebspatienten auffällige Hormonwerte zu finden! Das lehrt uns, dass auch hier keine generelle Ursache vorliegen muss. Ein Hormonungleichgewicht spielt zwar oft zumindest eine beteiligte Rolle, aber die Ergänzung mit anderen Maßnahmen und Untersuchungen ist mehr als angebracht!

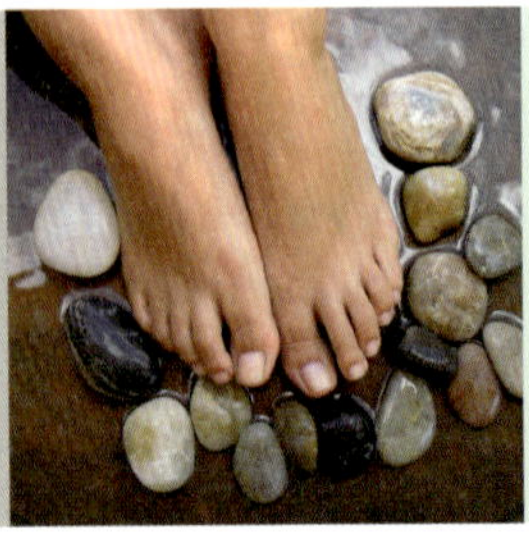

4

Alternative Hilfen aus der Physiologie

Entgiftung

Maßnahmen zur Säuberung und Entlastung des Körpers werden in der Naturheilkunde eine große Bedeutung zugemessen. Viele Therapeuten sind der Ansicht, dass die Entstehung von bösartigen Tumoren auf die Ansammlung von Giften und Ablagerungen im Organismus zurückzuführen sind oder begünstigt wird. Solange der Körper alle Notwehrmechanismen zur Verfügung hat, ist er in der Lage mit Belastungen aus der Umwelt weitgehend fertig zu werden. Bei einer Erschöpfung (aufgrund von Überbelastung in verschiedenen Lebensbereichen) können Quecksilber, Fluorid, Kupfer und chemische Fremdstoffe mit z.T. hormoneller Wirkung für den Organismus zur Katastrophe werden.

Zu Recht wird die Bedeutung von Schadstoffbelastungen und Übersäuerung betont. Auch bei unserem Krebsthema kommt man bei einem ganzheitlichen Therapieansatz nicht an diesem Thema vorbei.

Normalerweise sollte unsere Ernährung und Lebensweise so gestaltet sein, dass unsere Organe (Darm, Nieren, Lunge, Haut und Leber) mit der Entsorgung von Balaststoffen und Schadstoffen noch mithalten können. Je mehr unser Körper und sein Stoffwechsel von gesättigten Fettsäuren, Süßwaren, Salzen und Giftstoffen belastet wird, umso drastischer reduziert sich unsere natürliche Belastbarkeit und Abwehrstärke.

Den wenigsten Menschen ist bewusst, was wir unserem Körper Tag für Tag unwissentlich zumuten.

Unsere Bauchspeicheldrüse ist nicht geschaffen um Unmengen an Zuckerprodukten zu verkraften. Der Darm wird es uns irgendwann übel nehmen, wenn eine Antibiotika-Behandlung nach der anderen die Darmbakterien killt.

Was beim Zahnarzt in Sicherheitskontainern die Praxis erreicht und verlässt, lassen wir freiwillig in unsere Zähne einbauen. Giftige Fluoride, die weiße Flecken in den Zahnschmelz ätzen können, werden uns mit viel Marketingbemühungen als unverzichtbare Dauerbehandlung aufgenötigt.

Impfungen mit verheerenden Trägersubstanzen (z.B. Formaldehyd, Quecksilber) werden zum schädigenden Gewaltakt für so manche zarte Natur.

Im Beruf werden Menschen täglich mit Autoabgasen, Druckertintenluft und Raumchemikalien belastet – von der Schönheitsindustrie ganz zu schweigen...

Entgiftung über Algen-Kur

Um die Entgiftung zu beschleunigen werden gerne u.a. Algenpräparate gegeben. Je mehr natürliches(!) Jod in den Präparaten enthalten ist, umso mehr wird die Schilddrüse stimuliert. Das wiederum regt Stoffwechsel und Ausscheidung an. Hält man sich in so einem Fall an die Devise „Viel hilft viel" bedeutet so eine Kur eine zusätzliche Belastung für Schwerkranke. Die aus dem Bindegewebe gelösten Schadstoffe kommen zu schnell und zu heftig in den Blutkreislauf und in die Ausscheidungsorgane.

Daher sollte auch hier die Devise sein: **Behutsam entgiften, stimulieren und längerfristig entlasten.**

Das macht deutlich, wie wichtig es ist, dass dem Krebspatienten eine fachliche und erfahrene Begleitung zur Seite steht.

Bitterstoffe, Wacholderkuren und Koreander können als weitere Entgiftungshelfer eingesetzt werden.

Entgiften über die Haut

Unsere Haut dient als ausgezeichnetes Entgiftungsorgan. Auch wenn heftiges Schwitzen sehr unangenehm sein kann, dient der Schweiß als Transportmittel um Giftstoffe aus dem Körper abzutransportieren. Wie gut das funktioniert, kann man manchmal am scharfen Schweißgeruch riechen.

Dieser sehr sinnvolle Mechanismus kann durch heiße Thermal-, Wannen-, Sitz-, Fuß-, Arm- oder Dampfbäder unterstützt werden. Der bekannte Pfarrer Kneipp hat bei seinen berühmt gewordenen Kuren sehr viel mit abwechselnden kalten und warmen Wassergüssen gearbeitet. Gibt man dem Badewasser Meersalz, Natron, Moor, Kräuterzusätze oder Öle hinzu, kann die gewünschte Wirkung noch beschleunigt oder verstärkt werden. Selbstverständlich gehören auch ein Saunagang, die russische Banja, feuchte Leibwickel oder Umschläge zu den bekannten Reinigungsmethoden, um den Körper zu entlasten und zu kräftigen.

Einflüsse über die Haut wurden seit Jahrhunderten genutzt, um die Regulierung oder Heilung des Körpers zu unterstützen. Dazu gehören u.a. das Nadeln, Schaben, Schröpfen, Brennnesselpeitschen und das Auftragen von reizenden Pflastern, Auflagen, Packungen oder warmen Steinen. Mit Recht integrieren naturheilkundliche Kliniken solch unterstützende Maßnahmen in die Krebstherapie.

Hyperthermie

Diese Behandlungsmethode geht von dem Wissen aus, dass der Körper bei Infektionen Fieber erzeugt. Durch die Überwärmung werden sozusagen die krank machenden Keime „verbrannt", die körpereigene Hormonausschüttung und Immunabwehr stimuliert. Diesen Nutzen setzte man bereits zu Beginn des 20. Jahrhunderts mit einem gewissen Erfolg gegen Syphilis ein. Eine Reihe von Krankengeschichten zeigte eine erstaunliche Beobachtung: Wenn Krebskranke mit akuten Infektionen und hohem Fieber zu kämpfen hatten, verschwanden in vielen Fällen die Tumore. Bereits Hippokrates beschrieb das Fieber als „reinigendes Feuer".

Die Forschung bestätigte, dass Krebszellen hitzeempfindlicher sind als gesunde Zellen. Dies führte zu der heute gezielt eingesetzten Hyperthermie-Therapie bei Krebspatienten.

Man wendet dabei hauptsächlich zwei Methoden an:

- Die künstliche Fiebererzeugung durch Bakterieninjektionen
- Die instrumentale Überwärmung (durch Infrarot-Bestrahlung, Ultraschall, Mikrowellen oder Heißwasser-Applikationen, beheizbare Nadeln), die sowohl als lokale als auch als Ganzkörper-Hyperthermie zur Anwendung kommt. Dabei wird der Körper bis auf maximal 41,8°C erhitzt.

Weitere Informationen finden Sie z.B. unter http://www.krebsinformationsdienst.de/themen/behandlung/hyperthermie.php

Es gibt sehr viele, gut dokumentierte Fälle von Rückbildungen solider Tumore. Ein Wissenschaftler namens Lambotte fand schon 1896 heraus, dass bei 600 Krebspatienten nur bei 5% fieberhafte Erkrankungen in ihrer Vorgeschichte bekannt waren. In einer gleich großen Gruppe von Patienten ohne Krebserkrankungen lag die Häufigkeit fiebriger Erkrankungen bei 80%. Immer mehr Untersuchungen quer durch die letzten beiden Jahrhunderte bestätigen den Zusammenhang von niedriger Körpertemperatur und Krebsanfälligkeit. Julius Wagner von Jauregg erhielt 1929 den Nobelpreis für seine Entdeckung, dass mit künstlich erzeugtem Malaria-Fieber schwerste neurologische Luesfälle zu kurieren waren. Dr. Issels, ein bekannter Krebsforscher, bestätigt den Erfolg der Hyperthermie für Tumor-Patienten mit Fieberstößen. Es wurden außer Krebspatienten auch Autoimmunkranke (Colitis ulzerosa, Rheuma etc.) erfolgreich mit Fieber behandelt.

Wirkungen der Hypertherapie

Eigene Untersuchungen ergaben, dass besonders die TH-1-Lymphozyten und die natürlichen Killerzellen (NKZ) durch Fieber aktiviert werden. Allein das kann bei Krebspatienten zu Rückbildungen von Tumoren, Verhinderungen von Rezidiven und Metastasen, Verringerung der Tumorschmerzen, Verbesserungen des Blutbildes, Appetit- und Gewichtszunahme, rascherer Wundheilung und Regeneration von Knochengewebe führen. Patienten berichten nach einer Fiebertherapie über eine deutliche Zunahme des Wohlbefindens.

Zusammenwirken zwischen passiver und aktiver Hyperthermie

Klinische Erfahrungen in der Hamburger Elbeklinik haben bei mehr als 800 als „austherapiert" geltenden Krebspatienten erwiesen, dass eine Kombinationsbehandlung mit i.v. Bakterienlysat-Infusionen plus lokaler physikalischer KW-Dreiphasen-Hyperthermie im Rahmen einer modifizierten Krebs-Mehrschritt-Therapie mit Verabfolgungen von Immunmodulatoren (Thymusinjektionen und Antioxidanten) sehr hohe Heilungsquoten ergeben haben.

Nicht nur in der Elbeklinik versucht man mehrere Verfahren zu kombinieren. Auch in anderen Kliniken wagen sich Ärzte an Kombinationen, die vor, während und nach Hyperthermie-Verfahren angewendet werden, z.B. mit zusätzlichen Injektionen eines Thymusextrakts.

Enzyme, Vitamin C, Colostrum Extrakt, Sprossen, Schwedenkräuter, Kurkuma sowie Mineralstoffe als Therapie-Ergänzungen könnten für eine zusätzliche Verbesserung der Immunabwehr sorgen. Ohne eine Stärkung der Immuntherapie kann die Fiebertherapie deutlich weniger ausrichten.

Nachdem die Körpertemperatur und die Fähigkeit zu fiebern offensichtlich eine Rolle in der Krebsabwehr spielen, könnte das eine weitere Beobachtung erklären! Menschen, die viel frieren, haben oft mit einer Schilddrüsenunterfunktion zu kämpfen. Menschen mit einer geschwächten Schilddrüsenfunktion sind überdurchschnittlich häufig von Krebserkrankungen betroffen. Bei Tumoren und auch bei chronischen Erkrankungen sind mangelhafte Drüsenfunktionen und eine geschwächte Immunabwehr häufig anzutreffen. Daher sind alle Organe, die für eine stabile Immunabwehr und Entgiftung sorgen, so wichtig für eine effektive Krebsabwehr! Schauen wir uns die betreffenden Organe genauer an!

Natürliche Hilfen für die Leber

Die Leber ist ein Organ, dessen Leistungsfähigkeit Voraussetzung für einen störungsfreien Stoffwechsel im gesamten Organismus ist. Sie spielt eine wesentliche Rolle bei der Vorbeugung und Überwindung von chronischen oder akuten Erkrankungen – auch bei Krebserkrankungen. Eine behutsame Leberunterstützung sollte als Maßnahme in die Krebsprophylaxe und Krebstherapie integriert sein. Ein behutsames Vorgehen ist deshalb ratsam, weil einige Leberreinigungs- oder Entgiftungsmethoden schnell zu einer zusätzlichen Belastung für den Körper werden können.

Ein erster Schritt wäre es, Ernährungsweisen weitgehend zu vermeiden, die die Leber massiv belasten, wie der Genuss von Alkohol, fettem Fleisch und sehr große Mahlzeitportionen. Insofern wäre es auch hier empfehlenswert, eine Ernährungsberatung, erfahrene Fachkräfte oder Kliniken mit einzubeziehen! Bei einem Patienten mit Darmkrebs kann eine andere Nahrungsumstellung ratsam sein, als bei einer Patientin mit fortgeschrittener Brustkrebsdiagnose und bereits erfolgter Chemotherapie.

Entlastungskuren für die Leber sollen dem Körper die Regeneration erleichtern. Die Leber schonend zu optimaler Funktionsfähigkeit zu bringen, sollte zu den Hauptsäulen einer soliden Krebsprävention gehören.

Wenn die Leber nur noch eingeschränkt funktioniert, dann haben wir in vielen Bereichen eine Schwächung, wie z.B. beim Hormonausgleich, bei der Blutqualität, bei der Ausscheidung und Entgiftung. Daher hängt bei Krebspatienten sehr viel von der Lebergesundheit ab. Je leistungsfähiger die Leber bleibt, umso schnellere Fortschritte zeigen sich im Erholungsprozess. Bei Krebserkrankungen bedeuten die Standardbehandlungen eine immense Belastung für die Leber. Das mag mit ein Grund sein, dass Metastasen besonders oft in der Leber zu finden sind. Daher lohnt es sich, die Leber mit verschiedenen naturheilkundlichen Hilfen und einer sogenannten Leberschonkost zu unterstützen.

Natürliche Hilfen für die Nebennieren

Jeglicher Stress ruft die Nebennierenfunktion auf den Plan. Adrenalin und Cortisol müssen notfalls für unser Überleben sorgen. Dies gilt bei Schock, Stress, Krankheit und der Bewältigung von Gefahren gleichermaßen. Sind unsere Nebennieren durch Überforderung, körperliche Not, chronische Erkrankungen, emotionalen Stress, Wechselschichten, Existenzsorgen und Spannungen in der Familie einer Dauerbelastung ausgeliefert, bedeutet das früher oder später eine Nebennieren-Erschöpfung.

Diese kleinen Drüsen halten viel aus und können normalerweise mehrere Monate durchhalten. Doch früher oder später kommen sie an die natürliche Leistungsgrenze. Das bedeutet, dass Cortisol, Adrenalin, das Immunhormon DHEA und weitere Androgene und Stresshormone nicht mehr in der Lage sind, ausreichend Gegenwehr zu leisten. Das erklärt u.a. warum nach einer Verausgabung oder dauerhaften Überforderung Menschen sehr viel gefährdeter sind Krebs zu entwickeln als z.B. Faulpelze und Schmarotzertypen. Aus diesem Grund ist es besonders wichtig, dass Betroffene sehr achtsam sind, die Belastungsgrenze des Körpers kennen zu lernen, zu achten und zu respektieren. Die beste Weise um die Nebennieren zu schonen oder zu entlasten sind kurze odere längere Ruhepausen und Entspannung. Wie wäre es mit Sonntagen ohne Hektik, lange Autofahrten und Belastung?

Massage: Es kommt zu einer besseren Durchblutung und Lockerung von Verspannungen, die oft Ursache vieler Erkrankungen sein können. Man weiß, dass durch sanfte Berührung und Massage vermehrt Oxitocin ausgeschüttet wird, was besonders angstlösend wirkt. Als Begleittherapie in der Krebsbehandlung sollten Massagen auch aus diesem Grund nicht fehlen, um in mehrfacher Hinsicht innere und äußere Spannungen zu lösen. Die dabei verwendeten Massageöle liefern gleichzeitig wichtige Aminosäuren, die für die hormonelle Immunregulierung so besonders wichtig sind!

Zähne: Die Sanierung der Zähne gehört für viele Naturheilkundler zum Pflichtprogramm. Amalgam in den Zähnen enhtält hochgiftige Stoffe (Quecksilber), die den Organismus schädigen. Kleinste Mengen können für Körperfunktionen verheerende Wirkungen haben. Man kann diese Stoffe oftmals hochkonzentriert im Blut nachweisen.

Ebenso sind tote Zähne eine Gesundheitsgefährdung, sobald Bakterien aus nicht erkennbaren Entzündungsherden unter der Zahnwurzel in die Blutbahn gelangen. Das ist keineswegs immer gleich spürbar! Für solche Fälle sind Zahnschmerzen und empfindliches Zahnfleisch sehr wichtige Signale! Treffen darüber hinaus verschiedene Metalle im Mund aufeinander, entstehen bei manchen Menschen feine elektrische oder allergische Reaktionen, die nicht nur den Mundraum und Kiefer schwächen können. Wer eine Methode sucht, um speziell den Mundraum zu entlasten, dem sei das **Ölziehen** empfohlen.

Man nimmt einen großen Esslöffel voll Sonnenblumenöl und bewegt es zehn Minuten im Mund – man macht eine ausführliche Mundspülung damit. Danach spuckt man es wieder aus. Das Öl bindet Säuren und Giftstoffe im Mund und Rachenraum. Entzündungen heilen ab und der Mundbereich als „Einfallstor für Bakterien oder Viren“ bekommt Hilfe für die Immunabwehr.

Strahleneinflüsse

Der Einfluss von elektromagnetischen Strahlen und anderen Strahleneinflüsse bei z.B. Flugreisen, in der Wohnung, am Arbeitsplatz und im medizinischen Bereich wird heftig diskutiert. Die Bewertungsskala reicht von völlig harmlos bis hoch gefährlich – meistens wird von Skeptikern der Einfluss auf die Zelle als negativ oder schädigend herausgestellt. Eine schwache oder geschädigte Zelle wird schneller zur Entartung oder zu einer krankhaften Reaktion neigen, als eine stabile und gesunde Zelle. In der Naturheilkunde wird daher betont, dass wir die Belastungen reduzieren, zumindest in den Bereichen, auf die wir Einfluß haben. Dazu gehören Elektrogeräte im Schlafzimmer, ständig eingeschaltete Handys direkt am Körper usw. Besonders betont wird der Einfluss von Starkstromleitungen und Funkmasten. Die Grenze zur Gefährdung ist vermutlich von Mensch zu Mensch unterschiedlich. Eine mehrfach belastete Person wird schneller auf „Störfelder“ reagieren als eine robuste Natur. In der Tierwelt ist das ähnlich. Umso wichtiger ist ein sensibles Körpergefühl, eine feine Wahrnehmung, wenn der Körper unter bestimmten Bedingungen weniger belastbar ist oder uns mit massiven Symptomen zum Handeln oder zum Arzt zu gehen zwingt. Bevor der Körper mit einer

Tumorerkrankung kämpft, gibt es normalerweise eine längere Zeit im Vorfeld, die geprägt ist von leisen Signalen einer Überforderung. Menschen in unserer modernen, hektischen Zeit verlieren aber immer mehr die Achtsamkeit für solch feine Signale. Es gibt ja Schlafmittel, Psychopharmaka, Antibiotika und viele Schmerzmittel, mit denen man Signale des Körpers zum Schweigen bringt...

5

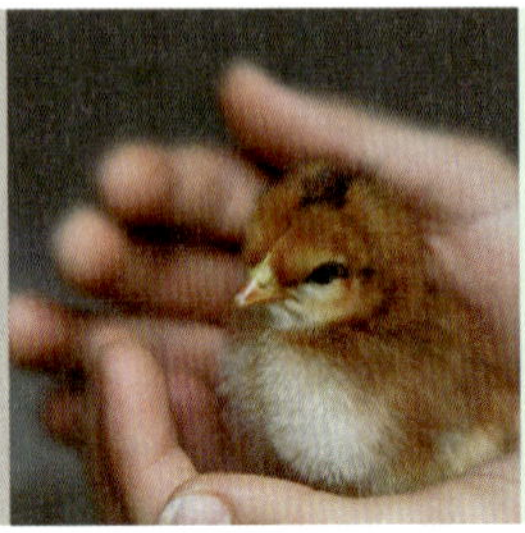

Alternative Hilfen aus dem spirituellen, geistlichen Bereich

Seelische Hilfen bei Krebserkrankungen

Zum Leben gehört nicht nur ein organisches Funktionieren unseres Körpers, sondern wir sind als Mensch auch Seele und Geist – also ein dreifaches Wesen, zumindest nach dem christlich geprägten Verständnis. In anderen Kulturen spricht man von Jin und Jang oder von den Elementen Wasser, Feuer, Luft und Erde. So findet jede Kultur Ausdrucksweisen dafür, dass der Mensch nicht nur ein einfacher Knochen- und Fleischklumpen ist.

Wie sehr unser Körper von der seelischen Gesundheit abhängt, weiß man seit vielen Jahrhunderten. Wir sprechen heute selbstverständlich von psychosomatischen Erkrankungen, die z.B. durch Konflikte, Erwartungsdruck, Existenzangst oder Trauma verursacht werden. Bei einer Krebserkrankung ist nicht immer klar zu erkennen, in wieweit Überforderung oder seelische Not ursächliche Rollen gespielt haben könnten. An den Moment, in dem uns der Arzt die Diagnose „Krebs“

in mehr oder weniger schonender Weise mitteilte, werden wir uns bis an unser Lebensende erinnern. Allein so eine Nachricht zählt in der Psychologie als Trauma und Schockerfahrung – auch für die Angehörigen. Die Zeit danach ist geprägt von heftigen Gefühlsnöten und Ängsten, die der Seele und den Nebennieren Schwerstarbeit abfordern.

Deshalb ist es sehr sinnvoll, wenn Krebspatienten von einfühlsamen Therapeuten und Seelsorgern begleitet werden. Es kostet ungeheuer Kraft, sich auf diese neue Lebensituation einzustellen, sich der Betroffenheit zu stellen und zu bewussten Entscheidungen zu finden. Nur Betroffene wissen, wie schwer es ist, sich gegen Hoffnungslosigkeit zu stemmen und neue Lebensfreude oder Lebensmut zu suchen. Die Angst, zur Last zu werden, hilflos Schmerzen ausgeliefert zu sein und nicht mehr gebraucht zu werden, sitzt im Nacken.

Krankheit wird in anderen Kulturen oft (sehr) anders verstanden als im europäischen Raum. Für die einen bedeutet Behinderung oder Krankheit ein schweres Schicksal, das man willig ertragen und aushalten muss – vielleicht als Prüfung oder Läuterung. In manchen Ländern und Religionen wird Krankheit sogar als Folge oder Strafe für Schuld und Ahnenzorn definiert. Davon wollen wir hier in unserer aufgeklärten Gesellschaft nichts hören – doch in unserer Mitte leben immer mehr Menschen, die von diesem Denken geprägt sind. Bei uns gibt es aber auch das Kämpfen mit einem schlechten Gewissen – allerdings auf einer anderen Ebene. Was ist, wenn ich mich selbst auf der Anklagebank finde? Selbstzweifel und Selbstvorwürfe verunsichern zutiefst. Derjenige, der von einer schweren Krankheit betroffen ist oder war, kennt die bohrende Frage: „Warum bin ich krank geworden?“ Sind die vielen Süßigkeiten, das fehlende Obst und

Gemüse oder die Zigarretten schuld? Warum habe ich diese Untersuchung so lange hinausgeschoben? Warum habe ich nicht früher mit dem Rauchen aufgehört? Warum habe ich die Warnungen von.... nicht ernst genommen? Warum habe ich mir keine Ruhe gegönnt? Warum habe ich nicht öfter „Nein“ gesagt zu den Forderungen meines Chefs? Warum habe ich nicht früher Hilfe für meine pflegebedürftige Mutter gesucht? Warum habe ich diese oder jene Behandlung oder Arztaussage nicht früher hinterfragt? Warum lasse ich immer alles mit mir machen?

Man hat das Bedürfnis, die „Schuldigen“ zu bekämpfen, wie z.B. die behandelnden Ärzte, schwierige Kollegen oder Chefs, Heilpraktiker, Medikamente oder Umweltverschmutzer.

Es ist schwerer, sich selbst zu vergeben, als anderen zu verzeihen. Das gilt hier in ganz besonderer Weise. Umso wichtiger sind Angebote, die der Seele Ruhe geben. Wie findet man in diesem Sturm von Gefühlen zum inneren Frieden?

Die einen suchen die Ruhe und Stille in der Natur. Andere brauchen Menschen an der Seite, die einfach da sind und zuhören, die nicht verurteilen, die helfen beim Sortieren der nötigen Entscheidungen. Das wünschen wir uns! Die Realität zeigt aber, dass viele nicht betroffene Menschen sehr unsicher werden oder überfordert sind, wenn jemand zerrissen wird von Zweifeln, Anklagen und Todesfurcht. Was soll man da sagen? Selbst die besten Freunde haben plötzlich keine Zeit mehr... Wir Gesunden flüchten lieber in den turbulenten Alltag um ja nicht an Verlust, Leid, oder gar Tod denken zu müssen. Das rüttelt zu sehr an unseren Fundamenten...

So finden sich Krebspatienten schnell in der Isolation und in bitterer Enttäuschung wieder – obwohl sie gerade jetzt, mehr denn je, die Freunde bräuchten. Da bleibt dann nur noch professionelle Hilfe übrig. Genau das könnte eine Chance sein, aus gewohnten Gleisen herauszufinden. In Reha-Kliniken und karitativen Werken finden sich häufig solche Angebote. Nicht nur in kirchlichen Einrichtungen werden Beratungsgespräche, Selbsthilfegruppen, Tagungen oder Kurse für Krebspatienten angeboten.

Spirituelle und energetische Hilfen

In der heutigen Postmoderne stehen alle kultischen und religösen Lehren in einer Reihe gleichberechtigt nebeneinander – mögen sie sich noch so sehr widersprechen. Interessant ist, dass besonders Krankheit, Leid, Tod, Böses, Zerstörung, Schuld in unseren Breitengraden sehr viel unterschiedlicher verstanden und interpretiert werden als in anderen Kulturen. Wir finden Definitionen der Relativität (z.B. „Es gibt keine absolute Wahrheit" oder „Alles ist irgendwie gut und führt zum Ziel" oder „Schuld und Tod gibt es nicht! Das bilden wir uns nur ein"). Es ist nicht mehr so wichtig, was denn nun verlässliche Wahrheit ist, was tatsächlich trägt und hält. Es reicht, wenn es nur für mich gilt. Das kann heute eine andere Wahrheit sein als morgen. Es geht bei vielen von uns in erster Linie darum, wie ich mich jetzt dabei oder damit fühle. Das kann heute Yoga oder ein persönliches Mantra sein und morgen suchen wir die schamanische Sonnenanbetung.

Wir glauben, dass die Seele großen Einfluss auf den Körper hat. Die heutige Alternativmedizin versucht sich Gefühle, Entspannung und energetische Kräfte in besonderer Weise zu Nutzen zu machen. Daher lohnt es sich hier ein wenig näher hinzusehen. Krebspatienten stehen unter so einem immensen

Druck, dass alles, was „Erfolg" oder Heilung verspricht, angenommen wird. „Irgend etwas hilft hoffentlich!", sagt man und greift zu. Es hat ja wenigstens keine Nebenwirkungen...

Stimmt das? Ist seelische, energetische Kraft tatsächlich immer harmlos? Ist spirituelle Energie tatsächlich neutral und immer hilfreich? Von der elektrischen Energie kennen wir beides, die positive, sehr nützliche Kraft und die zerstörerische Kraft von Strom und Blitz! Ist das beim Heilen mit energetischen Kräften ähnlich?

In vielen Naturheilkunde-Praxen wird eine große Auswahl an energetischen Therapieformen angeboten. So gibt es auch für Krebsfälle eine Reihe diesbezüglicher Angebote: Bioresonanz für Diagnose und Therapie, Bachblüten, Chinesische Kräutermedizin, Akupunktur, Steinheilkunde, Homöopathie, Reiki, Pendel- und Rutenpraktiken, Gesichtsdiagnose, Klangschalentherapie, Heilstromanwendungen bis hin zum spirituellen Operieren von Tumoren oder magischen Kulthandlungen. Man kann gar nicht alles nennen, was in großem Stil angeboten wird – manches davon sogar in Kliniken.

Beten

Die Mitteilung einer Krebsdiagnose wird ja gerne garniert mit Angaben zu Heilungschancen und Überlebensquoten. „Wie lange habe ich noch zu leben?" ist oft eine der ersten Fragen. „Da hilft nur noch beten!" Dieser Satz liegt Fachkräften manchmal auf der Zunge, wenn es wirklich ernst aussieht. Manche Ärzte umschreiben mit diesen Worten, dass es eigentlich keine Hoffnung mehr gibt. „Der Glaube kann Berge versetzen", heißt es. Wie man aus medizinischen Erfahrungsberichten weiß, erleben auch Krebskranke immer wieder wundersame Heilung.

Für die einen ist das ein Eingreifen des biblischen Gottes und für andere haben andere Kräfte oder Gottheiten ein gnädiges Schicksal gewährt. In der Literatur finden sich zahlreiche Beispiele von Krebsheilungen bei Patienten, die in ihrer Not zu Gott kamen und Heilung erlebten.

Heinz-Uwe Hobohm berichtet unter anderem von einer Frau, die nach einer Krebsdiagnose bereits Abschied vom Leben nahm. Der Besuch der gesamten Familie gab ihr so viel Kraft, dass sie beschloss, zu kämpfen. Sie fand zurück zu dem, was sie schon ihr Leben lang machte: Sie betete so inbrünstig wie einst als Schulmädchen. Erst schrumpfte der Tumor und löste sich schließlich vollständig auf. Die Metastasen in der Lunge waren ebenso verschwunden.

Auch die 67-jährige Friseuse Frau H. verweigerte nach einer Tumoroperation die Chemotherapie und setzte ganz auf ihren Glauben. Sie erklärte, sie werde den Kampf mit Gottes Hilfe gewinnen. Bei einer weiteren Operation wegen einer Fistel stellten die Ärzte zwar entzündliches Gewebe fest, aber keinen bösartigen Tumor. Etwa zwei Jahre danach musste sich Frau H. einer Bruchoperation unterziehen, bei der ihre Bauchhöhle neuerdings untersucht wurde – die ursprünglichen Verwachsungen waren verschwunden, es gab weder Tumore noch irgendwelche Anzeichen von Krebs.

Je nach Konfession und kirchlicher Prägung wird das Gebet unterschiedlich formuliert sein. Nach biblischer Anweisung werden wir ermutigt, in unserer ganz normalen Art und Weise mit Gott wie zu einem liebevollen Vater (oder wie zu einer Mutter) zu sprechen und mit Jesus wie mit einem Freund, der uns sehr gut versteht.

Beten heißt schlicht „reden mit Gott“. Katholische Christen

werden sich vermutlich auch an Maria (Mutter von Jesus) oder an heilig gesprochene Frauen und Männer der Kirchengeschichte wenden.

Von Jesus sind viele Heilungsberichte überliefert. Auch heute sind ähnliche Erfahrungen keineswegs selten. Nach christlicher Überzeugung weiß Jesus sehr genau, was Angst bedeutet und was Schmerzen sind. Kennen Sie einen weiteren göttlichen Freund, der uns als betroffene Patienten persönlich ermutigt mit ihm ins Gespräch zu kommen, als wäre er im selben Raum und der sich freut, wenn wir ihm vertrauen? Er hat versprochen, dass er mit uns geht und für uns sorgt. Dieses Angebot gilt in diesem Leben – besonders dann, wenn ich um Kraft ringe, einen schweren, schmerzvollen Tag zu überstehen.

Je nach Prägung oder Überzeugung glauben Menschen, dass alle Religionen den gleichen Gott meinen. Schaut man aber die Lehren und Überlieferungen der einzelnen Gottesdarstellungen und Manifeste an, dann finden sich sehr konträre Aussagen, die sich schwer zusammenbringen lassen zu einem einheitlichen Gottesbild. Es mag sein, dass es viele Wege zu sehr verschiedenen Gottheiten gibt. Aber es gibt nur einen Weg zum biblischen Gott, der unseren Namen kennt, der uns liebt und der sich nichts mehr wünscht als unser Vertrauen und unsere liebevolle Gemeinschaft mit ihm. Es gibt weltweit nur einen Religionsstifter, der von sich behauptet: „Ich bin der Weg, die Wahrheit und das Leben!" Das gilt nicht nur für schwere Krankheitsphasen. Er hat uns fest versprochen, jeden Tag bei uns zu sein! Ob wir das glauben und erfahren wollen, ist jedem Einzelnen überlassen. Er drängt sich niemals auf. Christen müssen kein Selbstmord-Attentat durchführen, um die Gewissheit eines erfüllten, ewigen Lebens zu haben. Wir haben die Chance, anders mit dem Tod und mit Leiden umzugehen, wenn wir mit unserem Ja zu Jesus sozusagen die Eintrittskarte zu einem erfüllten Leben nach dem Tod in der Hand haben. All diejenigen, die schon mal „drüben" waren, jenseits der Todeslinie, wissen, dass es ein Danach gibt! Der „biblische Rettungsdienst" hat niemals nur die körperliche Heilung im Blick, sondern immer zuerst die geistliche Dimension der Heilung. Da spielen Versöhnung, Frieden, Gerechtigkeit und Befreiung die Hauptrollen. Was es heißt von Angst und dunklen Mächten befreit zu sein, versteht hier nur derjenige, der in diesem Bereich Befreiung erlebt hat. Das Angebot gilt allen – aber nur wenige nehmen es an.

Haben Gebete auch eine „gefährliche" Seite oder unerwünschte Nebenwirkungen? Ja, die gibt es! Wenn Gebete als Pflichtleistung, als Sühneleistung verordnet werden, oder wenn die Gebetsleistung wichtiger ist als der Adressat, dann bleibt Enttäuschung nicht aus. Wenn ich mein Gebet als Berechtigungsschein für Heilungsgarantie verstehe, dann haben wir nicht viel von demjenigen verstanden, an den das Gebet gerichtet ist.

In den verschiedenen Kulturkreisen gibt es sehr unterschiedliche Anweisungen um in die Stille zu finden. Die Meditation kann ein Nachsinnen sein über aktuelle Lebenssituationen, Vergleiche, Bilder, Texte oder Lösungsmöglichkeiten. Die christlich geprägte Meditation verweist auf Worte der Heiligen Schrift (Bibel), die bewegt und bedacht werden, um göttlichen Zuspruch, Trost, Orientierung, Wegweisung oder Kraft für den Alltag zu erhalten. Im asiatischen Raum haben wir das Ziel ins „Nichts" zu finden oder in das wiederkehrende Rad des Lebens. Hier werden meine Gedanken von mir weg gelenkt zu einem universellen Versinken in Raum und Zeit, wo Materielles keine Rolle mehr spielt. Die Schamanen suchen u.a. den Kontakt zu spirituellen Geistwesen in der Natur, die leiten und bewahren sollen. Andere konzentrieren ihre seelische Kraft auf die erkrankten Körperteile, um ein positives Empfinden, Entspannung oder gar Heilung in der jeweiligen Region zu bewirken. Das hat sehr viel mit psychischer Projektion zu tun. Als Hilfsmittel dazu dienen bildhafte oder akustische Vorstellungen. So suchen sich Menschen auf sehr verschiedene Art und Weise seelische Hilfe für den Kampf gegen die Krebserkrankung. Meditation wird gerne in Anspruch genommen um aus Angst und Depressionen herauszufinden.

Alle diese Bemühungen wirken auf Körper, Seele und Geist gleichermaßen. In vielen Ordensgemeinschaften, Kirchengemeinden und sozialen Initiativen gibt es Menschen, die bereit sind, einzeln oder zu zweit für eine kranke Person zu beten, sie zu segnen und zu begleiten. Ein Versprechen auf schnelle Heilung wird dabei nicht gegeben – und doch geschehen immer wieder wundervolle Heilungen. Im Anhang finden Sie einige Kontaktadressen dazu.

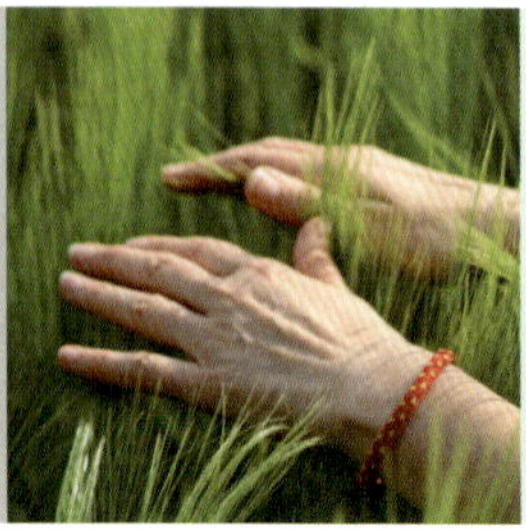

6

Alternative Hilfen aus dem energetischen Bereich

Es ist oft schwer auseinander zu halten, wann bei den einzelnen Heilweisen substanzielle oder energetische Elemente wirken (sollen). Eine substanzielle Wirkung hat messbare Inhaltsstoffe – auch wenn es sich nur um wenige Molekühle handelt. Energetische Wirkung hat den Anspruch, dass Informationen oder energetische Kraft transportiert wird. Einige Fragen wären hier zu klären, wenn ich diese therapeutisch einsetzen will.

1. Woher kommt die Kraft, Energie, Information?
2. Wer oder was transportiert sie?
3. Ist es eine gute Kraft, Energie, Information?
4. Welche Wirkungen, Nebenwirkungen hat die Kraft, Energie, Information?

Die einen nennen die energetische Medizin von A bis Z einfach nur teuren Humbug. Wenn dem so wäre, dann bräuchte man außer leeren Geldbeuteln nichts zu fürchten.

Viele Freunde der Naturheilkunde berichten von großartigen Heilerfolgen und investieren sehr viel Kraft und Zeit um die neuen oder uralten Heilweisen selber anwenden zu können. Sie berichten von Kraft, die sie selbst spüren. Sie erleben, dass Dinge geschehen, die manchmal an eine magische Wirkung denken lassen – in diesem Fall wird magische Kraft meist als faszinierende Kraftwirkung verstanden. Der einfache Mensch wird zum Therapeuten ausgebildet mit einer faszinierenden Fähigkeit, Lösungen oder Hilfen anzubieten, die ans Wundersame grenzen. Die Patienten berichten manchmal, dass sie „etwas" gespürt haben. Wunden und Krankheiten verschwinden, die vorher nicht zu kurieren waren.

Woher kommt diese Kraft? Kann ich sicher sein, dass es sich um eine wohlwollende Kraft handelt? Ist jede dieser Energien immer ein Segen, eine Hilfe oder rettende, erlösende Kraft? Gibt es auch Kräfte, die sich zunächst gut darstellen und erst später zu einer zerstörerischen Macht werden?

Der elektische Strom lehrt uns, dass man sehr behutsam mit Energie umgehen muss. Es gibt Licht, das unser Augenlicht zerstört! Es gibt Kräfte in dieser Welt, die den Menschen und die Schöpfung vernichten wollen. Vor dieser Kraft wurde der Mensch immer wieder gewarnt – quer durch die Jahrtausende. Es heißt, dass diese „Energie“ sich gerne als „Lichtgestalt“ und göttliche Kraft darstellt. Dem Menschen wird von Geistwesen versprochen, ebenso zu solchen göttlichen Lichtboten oder Heilern zu werden. Das kann man als Spinnerei oder psychotische Erfahrung abtun – oder man kann hören und beobachten, welche „Früchte“ diese Menschen in ihrem Leben ernten (müssen).

Eine Beobachtung sei hier als Denkanstoß besonders angesprochen. Es gibt immer mehr Menschen, die von sich berichten, dass sie nach einer intensiven Zeit mit energetischen Kräften gezwungen waren umzudenken. Sie haben erlebt, dass sie bestimmte Erfahrungen immer häufiger machen mussten. Besonders oft sind unheimliche Angsterfahrungen genannt. Wiederkehrende Albträume und zerstörerische Gedanken nagen am Selbstwert. Viele finden nicht mehr zurück zu ihrem vertrauten, früheren Glauben. Sie berichten von einer nicht fassbaren Wand, die sie von früheren Gotteserfahrungen trennt. Manche berichten von unerklärbarer Gänsehaut oder unwohlen Gefühlen, wenn sie mit Menschen in Berührung kommen, die von ihren Erfahrungen mit dem christlichen Glauben berichten. Sie machten die Erfahrung, dass sie und ihre ebenso involvierten Freunde speziell in mindestens einer dieser drei Lebensbereiche massiv zu kämpfen hatten:

1. In den engsten Familienbeziehungen (Dauerstress mit Partner/in, Kindern oder Eltern oder Trennung von Partner/in)
2. Mit der eigenen Gesundheit (besonders viele Nahrungsunverträglichkeiten, Schlafstörungen, therapieresistente Krankheiten, Gewichtsprobleme, unerklärliche Ausschläge oder eine unerklärliche Serie von Schmerzen, Unfällen oder Krankheiten, psychische oder körperliche Nöte bei den eigenen Kindern)
3. Mit den Finanzen und dem Eigentum (permanente Ebbe auf dem Konto, eigenartige Schäden am Haus oder Auto usw.)

Zufall?

Könnte es sein, dass der Satz „Wer heilt hat recht!" auch in die Irre führen kann? Ist Heilung immer ein Heilwerden auf geistiger Ebene? Kommen wir Gott, unserem Schöpfer, näher oder einem undefinierbaren Geistwesen? Verändert sich nach dem Anwenden oder Praktizieren mit energetischen Medikamenten oder Behandlungen meine Lebensfreude oder wird etwas in mir blockiert? Werde ich immer müde oder habe ich merkwürdiges Unbehagen oder Ängste, wenn es um Gottesdienste oder biblische Themen geht? Kenne ich unbegründete, heftige Aggressionen gegenüber Priestern und Geistlichen?

In unserer Zeit haben Heilweisen und Heiler eine Chance, die man früher relativ schnell verurteilt hätte. Zum Glück liegt diese Zeit hinter uns. Heute ist es eher umgekehrt! Fachkräfte, die auf solche spirituellen oder energetischen Verfahren keinen Wert legen, werden eher als verschlossen oder intolerant bezeichnet. Eine Ärztin, die einen zweijährigen Kurs für medizinisches Hellsehen absolviert und medizinische Fachkräfte, die mit Rute und Pendel arbeiten, sind keine Seltenheit mehr. Sie alle ordnen sich unter dem Dach der unkonventionellen oder alternativen Heilweisen ein. So werden heute im Bereich von Krebstherapien Maßnahmen und Diagnosemethoden angeboten, die Betroffene vielleicht noch nie gehört haben. Hier zu unterscheiden, was man will und was man nicht will, kann Patienten in Entscheidungsnöte bringen. Auf der einen Seite weiß ich, dass die Seele bei einer lebensbedrohlichen Krankheit mitbetroffen ist. Muss ich dann meine Seele auch allem hinhalten, was als „hilfreich“ angeboten wird? Gibt es vielleicht auch im seelischen Bereich Nebenwirkungen, auf die ich nicht hingewiesen werde?

Selbstverständlich melden alle Heilslehren und Heilmethoden wissenschaftlich fundierten Anspruch an. Oder haben Sie jemals eine Heilmethode, ein Medikament präsentiert bekommen mit den Worten: „Also, ob das alles wahr ist, was ich Euch da erzähle und vormache und ob das was bringt, weiß ich nicht so genau..." Im Zweifelsfall wird mit Begriffen der Quantenphysik jongliert und alle nicken andächtig mit dem Kopf. Die anderen werden schon wissen was es damit auf sich hat. Wie viele Wissenschaftler auf der Welt gibt es wohl, die Quantenphysik wirklich verstehen? Zur Zeit ist es richtig in Mode gekommen, dass Begriffe aus der Quantenphysik als Beweis für die verschiedenen Behandlungsstrategien herhalten müssen – wir alle sind ja „aufgeklärt"! Jeder definiert sich seine eigenen Wahrheiten und Glaubenssätze. Daher kann heute wirklich alles als wahr, gut, neutral, hilfreich oder wissenschaftlich angepriesen und für sich in Anspruch genommen werden. Auch dem Arzt muss ich glauben (oder nicht), wenn er mir ein neues Medikament anpreist – vielleicht als „die letzte Rettung" für meine Erkrankung. In diesen Fällen ist es leichter für uns, den Experten zu glauben – immer in der Hoffnung, dass die Berichte von Heilung und Erfolgen die ganze Wahrheit sind und auch mir helfen werden. Der bekannte Placebo-Effekt funktioniert sowohl in der Schulmedizin als auch in der Naturheilkunde hervorragend.

Ayurveda

Ähnliche Stärkungs- und Selbstheilungsübungen wie in der TCM finden sich auch in anderen fernöstlichen Heilmethoden wie z.B. im indischen Ayurveda. Ayurveda gilt als eine der ältesten energetischen Heilmethoden. Sie geht davon aus, dass die menschlichen Funktionen von drei Bioenergien, dem Vata, Pitta und Kapha gelenkt werden. Diese Bioenergien liegen bereits bei der Geburt fest und variieren von Mensch zu Mensch. Veränderungen in diesen Energien führen nach der ayurvedischen Auffassung zu Krankheiten. Krebs gilt als Endstadium der bioenergetischen Entgleisung.

Akupunktur und Akupressur

Bei diesem Heilverfahren werden durch Einstiche goldener oder silberner Nadeln, an ganz bestimmten lehrmäßig festgelegten Punkten der Haut, erkrankte Organe beeinflusst. Man versucht, auf die Energieströme, die in 14 Meridianen den Körper durchziehen, so einzuwirken, dass das Gleichgewicht von Yin und Yang wieder hergestellt wird. Bei der Akupressur wird auf die bestimmten Akupunkturpunkte der Haut lediglich Druck ausgeübt. In diesen Bereich gehört auch die Reflexzonenmassage der Füße.

Da es sich hier in erster Linie um ein Behandeln von Energieströmen (Meridiane) handelt, wären diese und ähnliche Verfahren zu den energetischen Heilmethoden zu zählen.

Entspannung

Es gibt eine große Fülle an verschieden gestalteten Übungen, die zur Muskelentspannung, Puls- und Atemkontrolle führen sollen. Angst und Schmerzen verspannen den Körper in besonderer Weise. Insofern kann durch Ruhe und Vorstellung die Herzschlagfolge und das Körperwärmeempfinden beeinflusst werden. Damit soll der Ausgleich von Spannungszuständen, die Lösung von Verkrampfungen, Linderung von Schmerzen und Beseitigung von Schlafstörungen bewirkt werden.

Homöopathie

Bei der homöopathischen Behandlungsmethode werden „energetische Informationen“ aus Pflanzen, Mineralien oder aus dem Tierreich verabreicht. Dabei wird eine sogenannte Urtinktur (jeweiliges Wirkstoffkonzentrat z.B. einer einzelnen Pflanze oder vom Tier) mit einer Alkohol-Wasser-Mischung stufenweise bis zur extremen Verdünnung gemischt.

Es gibt zwei große Richtungen in der Homöopathie: Die „Klassische Homöopathie“ und die „Homöopathie Kombinationen“ Die klassische Homöopathie arbeitet ausschließlich nur mit „energetischen Informationen“ (in Tropfen oder über Globuli), in denen keine Wirkstoffmoleküle mehr im Medikament enthalten sind. Ein klassischer Homöopath geht davon aus, dass man z.B. Bauchschmerzen am besten mit einem Wirkstoff bekämpft, das bei einem gesunden Menschen Bauchschmerzen verursachen würde. Damit man aber nicht Öl ins Feuer gießt, wird dieser Wirkstoff in vielen Schritten so oft 1:10 verdünnt, bis nur noch eine „Information“ des Wirkstoffes in der Flüssigkeit enthalten ist. Damit sollen die Abwehrkräfte stimuliert werden, um die Bauchschmerzen erfolgreich bekämpfen zu können. Um sich das besser vorstellen zu können folgendes Beispiel:

Man nehme einen Tropfen von konzentriertem Kaffee (der ja normalerweise wach halten soll) und verteile ihn mit 10 Tropfen einer Wasser-Alkoholmischung. Dann hätte man eine D2-Version von Kaffee. Nimmt man von D2-Kaffee wiederum einen Tropfen und mischt diesen mit weiteren 10 Tropfen reinem Wasser-Alkoholgemisch hätte man einen D3-Kaffee. So geht das immer weiter bis man bei D12 oder noch höheren Verdünnungen (Potenzen) angelangt ist. Während dieser vielen Verdünnungsschritte wird die gewonnene Mischung immer intensiv geschüttelt um die Information in der Flüssigkeit gut zu verteilen. Manche Therapeuten betonen, dass beim Schütteln auch kosmische Strahlen aufgenommen werden. In der klassischen Homöopathie wird mit „Konzentrationen“ gearbeitet, die vergleichbar wären mit einem Tropfen Kaffee in einem unserer größeren Alpenseen. Mit so einer Verdünnung werden auch Globuli besprüht. Das „verdünnte Kaffeewasser“ wird dann z.B. in homöopatischen

Beruhigungs- und Schlafmitteln verabreicht, wie z.B. in der Verdünnung von D12 im Neurexan. Bei D6 sind noch Wirkstoffe in pg/ml nachweisbar – theoretisch. Im D6-Bereich sind wir an der Grenze der Messbarkeit. Nach homöopathischer Lehre sind Krankheitssymptome nur eine Reaktion auf Störursachen. Diese Störursachen werden als „Regulationsmechanismen des Organismus“ angesehen. Die Homöopathie greift nicht in den natürlichen Prozess der Regulation ein (wie z.B. in der Pflanzenheilkunde), sondern konzentriert sich auf die energetische Stärkung der Selbstheilungskräfte des Körpers.

Diese Form der Therapie wird von Naturheilkundlern auch bei Krebserkrankungen eingesetzt. Für sie ist Krebs eine gravierende Entgleisung der körpereigenen Regulation. Da viele schulmedizinischen Behandlungen aus Sicht des klassischen Homöopathen den Regulationsmechanismus des Körpers stören, verlangen manche Naturheilkundler eine klare Entscheidung des Patienten zwischen Homöopathie oder Schulmedizin. Wenn dann der Onkologe über die Naturheilkundler und der Homöopath über den Onkologen schimpft, kann das Patienten in große Entscheidungsnöte bringen. Die Konsequenz ist oft, dass weder der Homöopath noch der behandelnde Onkologe weiß, was der Patient tatsächlich alles einnimmt und mit sich machen lässt. Überlebt der Patient die nächsten 5 Jahre, dann feiern beide Fachkräfte ihren Erfolg – nicht wissend, was alles im Einzelfall zum Zug kam!

Die homöopathische Behandlung erfolgt in klassischer Form erst nach einer ausführlichen Erhebung des Zustandes des Patienten (Anamnese) – auch unter Beachtung seiner körperlichen und seelischen Merkmale, Größe, Gewicht und Konstitution, Charakter, Reaktion auf Umweltreize und vieles mehr. Eine

Publikation der Österreichischen Krebshilfe stellt fest, dass diese ausführliche Beschäftigung mit dem Patienten als positiv hervorgehoben werden kann. Allein das sorgfältige Betrachten aller Einflüsse auf einen Menschen wird hier in herausragender Weise betont. Dies ist bei einer Krebserkrankung von großer Bedeutung.

Die Homöopathie Kombinationen verbinden „klassisch-homöopathische" Anwendungen auch mit pflanzlichen, Wirkstoff enthaltenden Medikamenten (Phytotherapie). Zusätzlich werden von manchen Therapeuten auch Reiki, Bachblüten, Aromatherapie, Bioresonanz-Therapie (und Diagnose), Blutegel, Magnetfeldtherapie oder andere alternative Heilweisen kombiniert. Daher gibt es erbitterte Diskussionen unter den Naturheilkundlern, wer sich berechtigterweise „Homöopath" nennen darf. In den meisten Fällen kombinieren homöopatisch ausgebildete Ärzte und Heilpraktiker verschiedene Heilmethoden. Das ist den strengen, klassischen Homöopathen ein Dorn im Auge.

Hypnose

Interessanterweise ist die genaue Natur der Hypnose bis heute nicht bekannt. Aber es gab schon in früher Zeit Erfahrungen damit. Die Hypnose für medizinische Zwecke einzusetzen, ist dagegen neueren Datums. Seelische Kräfte und die völlige Hingabe an den Therapeuten sind in besonderer Weise angesprochen, wenn eine Hypnose herbeigeführt wird. Mit Hilfe eines Therapeuten wird ermöglicht, physische und psychische Zustände zu beeinflussen und zu kontrollieren. Es wird auf diese Weise versucht auf die Körpersysteme befehlend oder regulierend einzuwirken. Es soll z.B. einer Erkrankung bis ins tiefe Unterbewußtsein hinein befohlen werden zu verschwinden, oder der Therapeut fragt das Unterbewusstsein nach Ursachen und Zusammenhängen der Erkrankung.

Fragen wir ein bisschen nach! Wenn im Zustand der Hypnose mein Wille und meine verstandesmäßige Handlungs- und Steuerfähigkeit ausgeschaltet ist, hat das eine gewisse Ähnlichkeit mit dem Zustand der Bewusstlosigkeit auf dem Operationstisch. Völlig schutzlos bin ich dem Willen eines Therapeuten untergeordnet. Wie der Chirurg meinen Körper aufschneidet und operiert, kann der Therapeut in meine Seele eingreifen. Kann ein Chirurg Teile von mir fälschlicherweise entfernen oder einen Tupfer im Bauchraum vergessen? Kann ein Therapeut in meiner Seele Schaden anrichten und dort etwas „hinterlassen", was da nicht hingehört? Kann ein Therapeut durch seine Behandlung in meiner Seele Spuren „hinterlassen", die ich nicht möchte?

Qi-Gong und Tai Chi

Ähnlich wie im Yoga oder beim autogenen Training handelt es sich bei Qi-Gong um Atem- und Entspannungsübungen. Diese vermutlich mehr als 7000 Jahre alte meditative Gymnastik dient der Behandlung vegetativer Störungen, die auch bei der Krebsentstehung von Bedeutung sein können. Durch einfache Bewegungen, verbunden mit Atemübungen wird versucht, Blockaden im Energiefluss aufzulösen. Wie beim Qi Gong dienen auch beim Tai Chi die Übungen der Harmonisierung der Körperkräfte Yin und Yang, wobei einer Bewegung eine entgegengesetzte folgt. Beim Tai Chi steht die Atmung im Mittelpunkt. Das Ziel ist die Stärkung der Lebensenergie Chi und die Entlastung von Anspannungen. Diese Begriffe machen deutlich, dass sich Qi-Gong und Tai Chi an das chinesische Menschen- und

Weltbild anlehnen und dessen Verständnis von Ursachen und Wirkung ansprechen. Diese energetischen Atemübungen sorgen für bessere Sauerstoffzufuhr, was bekanntlich die Körperabwehr stärkt. So werden diese Übungen auch als begleitende Maßnahme für Krebspatienten angeboten.

Schattenboxen

Noch intensiver ist das Atemtraining beim chinesischen Schattenboxen, das verschiedene Atemtechniken – von der regulären über die Bauchatmung bis zur Embryonalatmung – mit körperlichem Training und Selbstmassage kombiniert. Die Trainingsabläufe, die speziell Verdauung und Kreislauf fördern, wurden ursprünglich aus Tierbewegungen abgeleitet. Dabei werden Arme, Beine und Rumpf in langsame, runde Bewegungen versetzt. Nach chinesischer Lehre soll durch die Koordination der Gliedmaßen und des Atmens ein innerer Gleichklang gefunden werden. Das soll u.a. der Verbesserung des Immunsystems dienen.

TCM (Traditionelle Chinesische Medizin)

Erstaunlicherweise hat die jahrtausendealte chinesische Medizin keine isolierte, auf Tumore ausgerichtete Behandlungsmethode. Man therapiert einen Magenkrebs nicht anders als eine Gastritis, ein Lungenkarzinom nicht anders als eine Bronchitis. Denn die Ursache von allem ist für die TCM immer die gleiche: Die Harmonie im Körper ist nicht mehr im Lot. Die Chinesen sprechen von einer Fehlsteuerung des Energieflusses, der von den beiden die Welt und auch den Menschen steuernden Kräften Yin und Yang ausgeht. Nach der Lehre der TCM ist Yin die ruhende, weibliche Kraft. Yang ist der bewegliche männliche Gegenpol. Halten sich die beiden im Organismus die Waage, ist der Mensch gesund. Sobald sie aus dem Gleichgewicht kommen, entstehen nach TCM Lehre mehr oder weniger schwere Krankheiten. Das Prinzip der TCM ist die Wiederherstellung der Balance. Sie bedient sich dabei einer ganzen Reihe von Therapiemethoden, die zum Teil mehr als 4000 Jahre alt sind. Eine davon ist die Akupunktur.

Visualisierung und der „Krebsvertrag"

Die Visualisierung wurde von dem amerikanischen Psychoonkologen Dr. Carl Simonton, Universität Oregon, USA, entwickelt. Damit wird der Patient in 16 Punkten zur Entspannung und zur Vorstellung geführt, wie das Abwehrsystem des Körpers die Krebszellen vernichtet, in das er sich verstärkend einschalten kann.

Der Krebsvertrag kann nach Lothar Hirneise folgendermaßen aussehen: Der Patient schließt ein Abkommen ab mit seinem Tumor. Er verspricht seinem Tumor eine positive Veränderung seines Lebens. Im Gegenzug muss sich der Tumor bei Einhaltung des Versprechens verabschieden. Hier wird der Tumor personifiziert. Er hört, versteht und reagiert brav und folgsam, wie ich es mit ihm vereinbart habe.

Yoga

In der Krebsbehandlung gilt Yoga als Begleitinstrument zur Verstärkung eines positiven Lebensgefühls und Linderung von Schmerzen. Erreicht werden sollen damit psychische und physische Entspannung und Selbstkontrolle.

Yoga ist ein in der altindischen Philosophie und im Buddhismus verankertes Erlösungssystem. Die Erlösung liegt nach östlichem Verständnis im vom Irdischen losgelösten Menschen selbst. Die Grundlagen sind Meditation und Askese, kombiniert mit Bewegung. Wir Europäer geben uns der Vorstellung hin, dass wir die körperliche Bewegung von den religiösen und asketischen Inhalten trennen können. Ein gläubiger Inder würde uns mit großen Augen ansehen – Yoga ist für ihn selbstverständlich eine religöse Disziplin und Übung, durch die man in Kontakt kommt mit der unsichtbaren Welt.

Sonstiges

Die Liste der nicht konventionellen Krebstherapien könnte noch lange fortgesetzt werden. Sie umfasst die Frischzellenkur und Urintherapie genauso wie die Ozonbehandlung, die Verabreichung von Haifischknorpel- oder Hefepräparaten. In der Aufzählung finden sich Edelsteintherapie, Behandlung mit Veilchensalben und Schlangengiften bis hin zu magischen Konzepten. Man liest von einer biologisch ungiftigen Chemotherapie namens Revici, einer mit Frequenzbehandlung arbeitenden „Rife Therapie", von der Naessens 714x-Behandlung, einer die Krebszellen blockierenden Methode oder von Konzepten, die auf der Ionenaustauschtheorie basieren.

Alle diese alternativen Verfahren sind bereits in einer Unzahl von Büchern beschrieben und füllen Tausende von Internetseiten. So ist es unmöglich, alle möglichen alternativen Maßnahmen gegen Krebs zu erörtern.

Nachwort: Möglichkeiten und Gefahren der „post-modernen“ Krebstherapie

Hoffnungen, die enttäuscht werden (E. Buchner)

Mit großer Hoffnung greifen Patienten vielversprechende Berichte von Heilungserfolgen auf. Das ist im Umgang mit UKRAIN nicht anders als bei anderen Heilverfahren. Es wird alles in die Waagschale geworfen, was an Kraft, Glauben, Geld und Hoffnung noch übrig ist... Die Angst, dass auch die neu entdeckte Therapie nicht helfen könnte, sitzt im Nacken – oder sie wird verdrängt. Die Verzweiflung nach enttäuschten Erwartungen ist verständlich. Aus Verzweiflung wird schnell eine Verbissenheit. Man beißt die Zähne zusammen und lässt alles mit sich machen. In vielen Fällen wird ein Vermögen bezahlt. Die Krankenkassen zahlen ja nur den Standardweg.

Wir klammern uns wie Ertrinkende an die Weisheit der behandelnden Ärzte und verlernen, auf den eigenen Körper und die eigene Seele zu hören. Vielleicht haben wir es auch noch nie gelernt, auf die feinen Signale unserer Sinne zu achten. Wenn man unsensibel ist für das, was der Körper jeweils braucht, wird man immer angewiesen sein auf andere, die genau zu wissen meinen, was einem gerade gut tut. Sensibilität ist eine wichtige Voraussetzung für den Heilungsprozess und die Gesunderhaltung.

Natürlich dürfen, ja, sollen wir an der Hoffnung festhalten! Aber die Hoffnung sollte sich nicht beschränken auf eine Therapieform, auf ein Medikament, einen Arzt, einen Wallfahrtsort oder eine Klinik. Sie sind alle (hoffentlich!) Werkzeug im Prozess der ganzheitlichen Gesundung. Aber wer kann wirklich gesund machen? Es handelt sich (abgesehen vom übernatürlichen Wunder) immer um ein „Gesund-Werden". Es ist ein Weg, auf dem wir alles tun sollten, um unserem Körper (oder unserem „Bruder Esel" wie Franz von Assisi seinen Körper zu nennen pflegte) zu geben, was er zum Durchhalten braucht – so lang unser Weg hier auf dieser Erde gehen soll. Wir wollen aber auch im Blick behalten, dass uns ein Leben nach dem Tod angeboten ist, mit einem anderen Körper, der nicht mehr krank werden kann! Das ist eine noch größere Hoffnung die jedem von uns auf dem Weg dorthin zur Gewissheit werden möge!

Index

Verzeichnis krebsfördernder Wirkstoffe

A

Acrylamid
Acrylnitril
Aerozin 50
Alkylatbenzin
4-Aminobiphenyl
Ammonium(di)chromat
Anilingelb
Anisidine
Arsen(III u.V)-oxid
Arsensäure
Asbest
Azacitidin
Azathioprin
Aziridin
Azobenzol
Azoxymethan

B

Bariumchromat
Bendamustin
Benzidin
Benzo(a)pyren
Benzol
Benzopurpurin
Benzotrichlorid
Benzylchlorid
Bergapten
Beryllium
Blei(II)-chromat u. -Hydrogenarsenat
Bromethen
3-Brompropen
Busulfan
1,3-Butadien

C

Cadmium
Cadmiumchlorid
Cadmiumfluorid
Cadmiumoxid
Cadmiumsulfat
Cadmiumsulfid
Caesiumchromat
Calciumarsenat
Calciumchromat
Carmustin
Chinolin

Chlorambucil
Chlorameisensäurebenzylester
Chloramphenicol
Chloraniline
Chlorbenzotrichloride
(Chlormethyl)-methylether
Chloropren
Chorisminsäure
Chrom(III)-chromat
Chrom(VI)-oxid
Chrom(VI)-oxiddichlorid
Chromhexacarbonyl
Chromrot
Chromsäure
Chromschwefelsäure
Chrysen
Ciclosporin
Cisplatin
Cobalt(II)-acetat
Cobalt(II)-carbonat
Cobalt(II)-chlorid
Cobalt(II)-nitrat
Cobalt(II)-sulfat
Cobalt(II,III)-oxid
Cornforth-Reagenz
1,4-Cyclohexadien
Cyclophosphamid

D
Dacarbazin
4,4′-Diaminodiphenylmethan
2,4-Diaminotoluol
Dianisidinchlorsulfonat
Diazomethan
1,2-Dibrom-3-chlorpropan
1,2-Dibromethan
3,3′-Dichlorbenzidin
1,2-Dichlorethan
Dichromsäure
Diethylstilbestrol
Diethylsulfat
7,12-Dimethylbenz(a)anthracen
1,1-Dimethyl-hydrazin
1,2-Dimethyl-hydrazin
Dimethylnitro-samin
Dimethylsulfat
2,4-Dinitrotoluol
Doxorubicin

E
Epichlorhydrin
Estradiol
Estron
Ethinylestradiol
Ethylenoxid
Etoposid

F
Fluorethen
Fotemustin

Furan

G

Glycidamid

Glycidol

H

Heizöl

Hexachlorbenzol

Hexamethylphosphorsäuretriamid

Hydrazin

Hydraziniumsulfat

Hydrazobenzol

I

Isopren

K

Kaliumbromat

Kaliumchromat

Kaliumdichromat

Keramikfaser

Kongorot

P-Kresidin

Kristallviolett

L

Lithiumchromat

Lomustin

M

Mechlorethamin

3-Methylcholanthren

4,4′-Methylendiotoluidin

Methyltestosteron

Michlers Keton

Mitteldestillat

MoGas

Motorenbenzin

N

N-Ethyl

N-nitrosoharnstoff

2-Naphthylamin

Natriumchromat

Natriumdichromat

Nickel(II)-bromid

Nickel(II)-carbonat

Nickel(II)-chlorid

Nickel(II)-cyanid

Nickel(II)-fluorid

Nickel(II)-hydroxid

Nickel(II)-iodid

Nickel(II)-nitrat

Nickel(II)-oxid

Nickel(II)-sulfat

Nickel(II)-sulfid

Nickel(III)-oxid

Nickel(IV)-oxid

Nickelacetat

Nickelarsenid
Nickelocen
Nitroanisole
Nitrofen
Nitronaphthaline
2-Nitropropan
Nitrotoluole

P
Parafuchsin
Pentostatin
Phenacetin
Phenolphthalein
Phenylbutazon
Phenylhydrazin
Phenytoin
Polyacrylsäure
Propiolacton
Propylenoxid
Pyridiniumchlorochromat

R
Rubidiumchromat
Rubidiumdichromat

S
Safrol
Schwefeltrioxid
Semustin
Senfgas
Silberchromat
Solvent Naphtha
Streptozocin
Strontiumchromat
Styroloxid

T
Tamoxifen
Temozolomid
Testosteron
2,3,7,8-Tetrachlor-
dibenzodioxin
Tetranitromethan
Thioacetamid
Thiotepa
Thoriumdioxid
Thorotrast
Tolidin
Toluidine
Toluolsulfonsäuren
Topotecan
Trichlorethen
1,2,3-Trichlorpropan

Anhang

Literatur

Dr. Eleonore Thun-Hohenstein: *Krebsmittel UKRAIN. Kriminalgeschichte einer Verhinderung*, Molden Verlag, 1999 (auf *www.ukrin.com* in englischer Sprache zum Download zur Verfügung gestellt: *www.ukrin.com/files/book.pdf*)

Lothar Hirneise: *Chemotherapie heilt Krebs und die Erde ist eine Scheibe*, Sensei Verlag, 2010 (8.Auflage)

Dr. John Virapen: *Nebenwirkung Tod*, Familien Verlag Buchner, 2008

Burton Goldberg *Definitive Guide to Cancer*, Future Medicine Publishing, Inc., 1997

Dr. Johanna Budwig: *Die Öl-Eiweiß-Kost*, Narayana Verlag, 2010

Max Gerson: *Meine Diät. Ein Ratgeber für Kranke und Gesunde*, Ullstein, 1930

Max Gerson: *Eine Krebstherapie*, AKSE, 2010

Prof. Dr. Angelika Anders-von Ahlften: *Biologische Krebsbehandlung. Erfahrung und Forschung, Möglichkeiten und Grenzen*, Trias, 1997 (2.Auflage)

Das ABC der komplementären Maßnahmen (Österreichische Krebshilfe)

Prof. Dr. Alexander Meng, Prof. Dr. Wolfgang Exel: *Chinesisch heilen*, Kneipp Verlag, 2007

Linksammlung

Artemisin	» *www.beonlife.de/bitterstoffe-gegen-krebs*
Brokkoli	Brokkoli als Prävention für Magenkrebs: » *www.brokkolisprossen.de* » *www.medical-mirror.de* » *www.zentrum-der-gesundheit.de/brokkoli-gegen-krebs-ia.html*
Curcumin	» *www.phytodoc.de/heilpflanze/gelbwurzel*
Cellsymbiosis-Therapie®	» *www.cellsymbiosis-netzwerk.de*
Enzyme	» *www.gesundheit-themenguide.de* » *www.biokrebs-heidelberg.de/therapien*
Gebetsdienste / Kommunitäten	» *www.alphakurs.de* » *www.weltanschauungsfragen.de* » *www.omegalive.ch* » *www.orden-online.de/linkverzeichnis/index.php?rubrik_id=34*

Gesundheit	» *www.diegesundheitsseite.de* » *www.pro-natura.info/gesundheit/krebs/Sweeger.html*
Contra HPV-Impfung	Todesfälle nach Krebsimpfung: » *www.aerzteblatt.de/v4/news/news.asp?id=28591* Impfung ohne Wirkung: » *www.aerzteblatt.de/v4/news/news. asp?id=29496* » *www.individuelle-impfentscheidung.de* » *www.impf-report.de/infoblatt/20070102-krebsimpfstoff.pdf*
Pro HPV-Impfung	» *www.krebsinformationsdienst.de* » *www.krebshilfe.de*
Joghurt	Joghurt (Probiotika) als Darmkrebs-Vorbeugung: » *www.curado.de/darmkrebs/*
Naturheilverfahren	» *www.naturheilverfahren-biblisch-hinterfragt.de* » *www.de.wikipedia.org/wiki/Naturheilkunde*
Nebennieren	» *www.adrenal-fatigue.de* » *www.kit-online.org/HT-Nebennieren*
Mammografie	» *www.rogan.at/index_files/Page887.htm*
Lichtarbeit	» *www.achtung-lichtarbeit.de*
Selbsthilfe-Organisationen	» *www.krebshilfe.de/krebs-selbsthilfe.html* » *www.krebsberatung-berlin.de* » *www.frauenselbsthilfe.de*
Taxol®	» *www.krebs-forum-lazarus.ch/forum/archive/index.php/t-828.html* » *http://defeatosteosarcoma.org* (englisch) (Artikel *Taxol does not help prevent recurrence of most common breast cancers*)

Thermografie	» *www.zentrum-der-gesundheit.de/ thermographie-ia.html*
UKRAIN	» *www.ukrin.com* | » *www.ukrin.de*
Vitamine	*www.vitamine-gegen-krebs.de* *www.kopp-verlag.de* (Artikel *Vitamin C bremst Wachstum von Krebszellen*)

Weitere interessante Links zu obigen Themen finden Sie auf *www.hormonselbsthilfe.de* oder *www.ukrin.com.*

Adressen

Die Mutmacher
Das Gesundheitsnetzwerk für Menschen mit Krebs
Eine Initiative von Birgit Mally-Blank und Herbert Mally
Koppenburgstraße 27a
D-91320 Ebermannstadt
+49(0)9194 – 42 45 888 | +49(0)174 – 338 59 87
info@diemutmacher.com
www.diemutmacher.com

MammaCare Europe
Kessel Marketing & Vertriebs GmbH
Kelsterbacher Straße 28
D-64546 Mörfelden-Walldorf
+49(0)6105 – 20 37 20 | +49(0)6105 / 45 59 01
info@kessel-marketing.de

Empfehlungen des Verlags

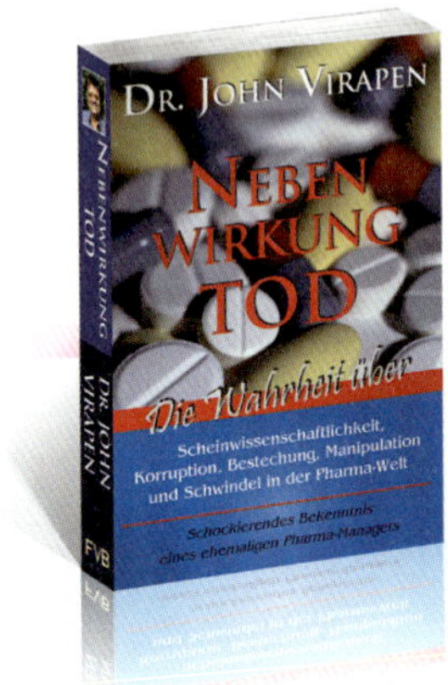

16,90 €

John Virapen war in Schweden Geschäftsführer von ELILilly&Company, einem der größten weltweit agierenden Pharmakonzerne.

Er war an der Entwicklung von aggressiven, auf massive Bestechung aufbauenden Marketingstrategien beteiligt. Er hat daran gearbeitet, Medikamente in den Markt zu drücken, deren Wirkstoffe massive Nebenwirkungen haben: Den Tod der Patienten und den Tod Unschuldiger, verursacht von Patienten unter Einfluss von Psychopharmaka.

Dieses Buch erzählt eine wahre Geschichte, die hoch aktuell ist. Hier und heute, bei Ihrem Arzt oder Apotheker.

Dr. John Virapen
Nebenwirkung Tod
237 Seiten | ISBN 978-3-934246-04-1
Bestellung unter info@hormonhilfen.de oder 09126-7835
www.hormonselbsthilfe.de

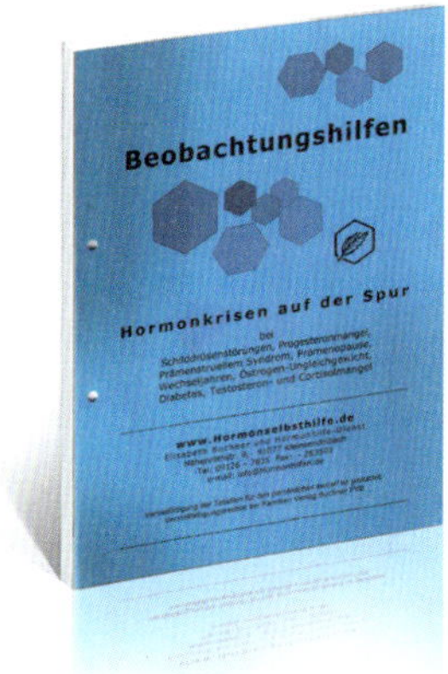

5,– €

Diagnose-Wegweiser und Anleitung zur Selbstbeobachtung, sowie Fragebogen für individuelle Einzelberatung, Beobachtungstabellen als Kopiervorlagen. Die gebundene Mappe ist eine Zusammenstellung von verschiedenen Beobachtungsbögen, die (als Kopiervorlage) der Selbstbeobachtung und Diagnosefindung dienen soll. Zusätzlich enthalten sind die stichpunktartige Übersicht von Hilfsmöglichkeiten, 1 Fragebogen für die individuelle Beratung, Testmöglichkeiten und Symptomgruppen für verschiedene Hormonstörungen. Die Mappe eignet sich im Besonderen für die Arzt-Patienten-Beratung oder als Wegweiser für die Diagnose und Hormonselbsthilfe.

Elisabeth Buchner
Beobachtungshilfen – Hormonkrisen auf der Spur
Broschüre DIN A4 | 32 Seiten
Bestellung unter info@hormonhilfen.de oder 09126-7835
www.hormonselbsthilfe.de

Bildnachweise

Umschlagfotos: 123rf
S. 29, S. 44, S. 63 f, S. 81, S.83 ff.:
Mit freundlicher Genehmigung von Dr. Nowicky, Wien
S.118 Eva Dorsch
S.152 xtra06/photocase
S.170 Elisabeth Buchner
S.190 Grigorios Moraitis/istockphoto
S.194 Ye Liew/fotolia
S.206 jbkfotos/photocase
S.216 Mr.Nico/photocase